Hirntod, Herztod, ganz tot?

Mabuse-Verlag
Wissenschaft 36

Alexandra Manzei, geb. 1964, Diplom-Soziologin, 12 Jahre Tätigkeit als Krankenschwester in der Unfallchirurgie und Intensivmedizin, Studium der Soziologie in Frankfurt a. M. mit den Schwerpunkten Sozialphilosophie und Medizinsoziologie; z. Zt. Doktorandin am Graduiertenkolleg ›Technisierung und Gesellschaft‹ der Technischen Hochschule Darmstadt.

Alexandra Manzei

Hirntod, Herztod, ganz tot?

Von der Macht der Medizin und der Bedeutung der Sterblichkeit für das Leben. Eine soziologische Kritik des Hirntodkonzeptes.

Mabuse-Verlag
Frankfurt am Main

Die Deutsche Bibliothek – CIP-Einheitsaufnahme

Manzei, Alexandra:
Hirntod, Herztod, ganz tot?: Von dcr Macht der Medizin und
der Bedeutung der Sterblichkeit für das Leben.
Eine soziologische Kritik des Hirntodkonzeptes / Alexandra Manzei
Frankfurt am Main: Mabuse-Verl., 1997
(Mabuse-Verlag Wissenschaft ; 36)
Zugl.: Frankfurt (Main), Univ., Diplomarbeit, 1996 u.d.T.: Alexandra Manzei: Wann ist der Mensch tot? Eine soziologische Kritik des Hirntodkonzeptes mit Michel Foucault und Kategorien der Kritischen Theorie
ISBN 3-929106-46-9
NE: GT

Kasseler Str. 1a
60486 Frankfurt am Main
Tel.: 069 / 97 07 40 71
Fax: 069 / 70 41 52
http://www.oeko-net.de/mabuse/

Satz: Sven Jahn, Frankfurt am Main
Druck: F.M.-Druck, Karben
ISBN: 3-929106-46-9
Printed in Germany

INHALT

Einleitung

Trotz aller kulturellen und gesellschaftlichen Unterschiede in der Bedeutung des Todes wurde auf die Frage, wann der Mensch tot ist, in der medizinischen Geschichte des Abendlandes stets im Kern in gleicher Weise geantwortet. Seit der griechische Arzt Hippokrates um ca. 400 vor Chr. die Medizin als Erfahrungswissenschaft begründete, sind die Kriterien einer Definition des Todes im wesentlichen unverändert geblieben. Als Merkmale des Todes galten die für jeden Menschen sinnlich wahrnehmbare Leichenstarre, die Kälte des Körpers, die fehlende Atmung und das nicht mehr vorhandene Schlagen des Herzens. Wenn sich auch bereits seit Beginn der Moderne die Möglichkeiten medizinischer Diagnostik entscheidend veränderten und damit ein differenzierterer naturwissenschaftlicher Blick auf Anfang und Ende des Lebens möglich wurde, so gewann die Frage nach dem Todeszeitpunkt doch erst seit den sechziger Jahren dieses Jahrhunderts eine andere Bedeutung. Mit Aufkommen modernster intensiv-medizinischer Technologien entstand ein Todesbegriff, der sich durch sinnliche Erfahrung nicht mehr wahrnehmen ließ und allein von Medizinern diagnostiziert werden konnte – der Hirntod. ›Hirntote‹ gelten seitdem in den westlichen Ländern der Welt als Tote, obwohl ihr Körper warm und durchblutet ist, ihre Glieder beweglich sind, ihr Brustkorb sich hebt und senkt, und ihr Herz regelmäßig schlägt. Diese Diskrepanz fand rund 25 Jahre in der politischen Öffentlichkeit der Bundesrepublik kaum Beachtung. Erst als 1992 der Fall der ›schwangeren Hirntoten‹ Marion P. dadurch Schlagzeilen machte, daß eine ›Hirntote‹ laut Aussagen der Medizin in der Lage sein sollte, ein Kind zu gebären, kam in Deutschland eine öffentliche Diskussion des Hirntodkonzeptes in Gang. Seitdem wird diese Auseinandersetzung hoch polarisiert geführt, denn eine Kritik des Hirntodkonzeptes ist eng verwoben mit der Debatte über die Möglichkeiten und Grenzen der Transplantationsmedizin. Organtransplantationen sind nur möglich, wenn es ›hirntote‹ Spender gibt, und den Status des ›Hirntodes‹ gibt es erst seit der medizinisch-technische Fortschritt Transplantationen ermöglicht. Insofern stehen sich Befürworter und Gegner des Hirntodkonzeptes scheinbar unversöhnlich gegenüber: Die Befürworter rechtfertigen die Organentnahme als rein humanistischen Akt der Lebensrettung, der die Definition sogenannter ›Hirntoter‹ als ›Toter‹ legitimiere; und sie beschuldigen umgekehrt die Kritiker, den ›Tod auf der Warteliste‹[1] zu verschulden. Kritiker dagegen insistieren darauf, daß ›Hirntote‹ keine Leichen, sondern Sterbende (und damit Lebende) sind, denen Menschenwürde und das Recht auf körperliche Unversehrtheit zukommt. Die hohe Moralisierung der Diskussion führt dazu, daß die tatsächlichen Probleme, die mit dem Hirntodkonzept und der Organspende zusammenhängen, nicht wirklich thematisiert werden.

Das Ziel dieser Arbeit ist es, sowohl die Diskrepanz zwischen einem ›toten Menschen‹ und seinem ›lebendigen Körper‹ zu problematisieren, die im Hirntodkonzept zum tragen kommt, als auch die Argumente der Transplantationsmedizin zu beleuchten, die hinter den humanen Zielen der Lebensrettung stehen.

Gegenstand der Untersuchung sind die kontroversen Diskussionen um Hirntod und Organspende, wie sie im Vorfeld des neuen Transplantationsgesetzes geführt wurden. Die vorliegende Arbeit wurde im Mai 1996 abgeschlossen und als soziologische Diplomarbeit an der Johann-Wolfgang-Goethe-Universität Frankfurt a.M. eingereicht. Insofern beziehen sich die konkreten Beispiele auf die öffentliche Debatte bis zu diesem Zeitpunkt. Dort wo es notwendig erschien wurden jedoch einzelne Passagen aktualisiert und überarbeitet. Im Schlußkapitel wird ergänzend Bezug genommen auf den aktuellen Stand der Diskussion und das neue Transplantationsgesetz vom 26.6.1997.

Ausgehend von dem konkreten Fall der ›schwangeren Hirntoten‹ Marion P. wird im ersten Kapitel die eigentliche Problematik verdeutlicht, die das Hirntodkonzept als Todesdefinition mit sich bringt. Im zweiten Kapitel werden zunächst die medizinischen, politischen und sozialen Hintergründe beleuchtet, die zur Entstehung des Hirntodkonzeptes geführt haben und die Argumentationen nachgezeichnet, mit denen es begründet wurde. Während in Deutschland noch über die Frage gestritten wurde, ob der Hirntod als Tod des Menschen und als Entnahmekriterium für Organe gelten sollte, wurden in den USA und den Niederlanden bereits weitergehende Kriterien diskutiert und praktiziert. Im zweiten Teil dieses Kapitels werden die verschiedenen Todesdefinitionen (Teilhirntod, Kontrollierter Tod, Ganzhirntod) beschrieben und diskutiert, die in der internationalen Transplantationsmedizin Verwendung finden.

Mit Hilfe des Begriffs der Bio-Macht von Michel Foucault kann im dritten Kapitel die Bemächtigung des Lebens verdeutlicht werden, die dem Hirntod-

1 Damit ist die zunehmende Zahl der Kranken gemeint, deren Weiterleben nur durch eine Organverpflanzung ermöglicht wird, und die, während sie auf ein Spenderorgan warten, sterben könnten.

konzept zugrunde liegt. Jenseits der hohen Moralisierung der Debatte lassen sich so die subtilen Machtverhältnisse beschreiben, die in der modernen Medizin zum Tragen kommen. Es zeigt sich, daß es im Hirntodkonzept nicht genuin um den Tod geht, sondern um den Zugriff auf das Leben. Sterblichkeit müßte als Prozeß verstanden werden, der vom Leben zum Tode führt und insofern einen Teil des Lebens darstellt. Es bedarf also eines Todesbegriffs, der reflektiert, daß der Tod gleichzeitig als soziales Ereignis gestaltbar und doch letztlich in seinen ›natürlichen‹ Momenten unverfügbar ist.

Im vierten Kapitel wird in Anlehnung an die Subjektvorstellung der älteren Kritischen Theorie versucht, einen Begriff des Todes zu entwickeln, der diese Ambivalenz berücksichtigt und Sterblichkeit als Konstitutionsbedingung von Subjektivität begreift.

Vor dem Hintergrund der im dritten und vierten Kapitel ausgearbeiteten Kategorien, werden im fünften Kapitel die Argumentationen untersucht, die von Befürwortern und Gegnern des Hirntodkonzeptes in der öffentlichen Debatte verwendet werden. Einerseits läßt sich anhand konkreter Beispiele zeigen, daß die hohe Moralisierung der Diskussion die tatsächlichen Probleme des Hirntodkonzeptes und der Transplantationsmedizin verdeckt. Andererseits wird deutlich, daß die verschiedenen Akteure in ihren Begründungen jeweils von reduzierten Subjektvorstellungen ausgehen.

Bevor ich mit der Darstellung des sogenannten ›Erlanger Falls‹ beginne, möchte ich noch auf zwei terminologische Probleme zu sprechen kommen. Erstens halte ich es für wichtig, die in der Diskussion verwendeten Begriffe nicht unreflektiert zu übernehmen, um die Verwertungslogik, die darin deutlich wird, nicht noch einmal sprachlich zu verstärken. Wenn bspw. von ›Organmangel oder -angebot und -nachfrage‹[2] die Rede ist, wird ein rationales Marktgeschehen suggeriert, welches verschleiert, daß es sich hierbei um sterbende und kranke Menschen handelt. Um eine sprachliche Verdopplung dieser Verwertungspraxis zu vermeiden habe ich alle problematischen Begriffe in Klammern gesetzt. Ein zweites Problem ist die deutsche Sprache selbst, die als allgemeine Form zumeist die männliche verwendet und über die Nichtbeachtung des Femininums die reale Ausgrenzung von Frauen sprachlich verstärkt. Obwohl ich dieses Problem als sehr wichtig erachte, habe ich nur dort die maskuline durch

2 Ein weiteres Beispiel ist das englische Wort ›harvesting‹, zu deutsch ›ernten‹, das Transplantationsmediziner verwenden, wenn sie von der Beschaffung von Fötalgewebe sprechen. Vgl. dazu Schneider 1995 S.18.

die feminine Form ergänzt, wo es mir besonders notwendig erschien. Ich habe dieses Vorgehen aus dem Grund gewählt, weil m.E. die ständige doppelte Nennung der männlichen und weiblichen Form das Lesen des Textes erschwert.

I. Der ›Erlanger Fall‹

Der tragische Fall der ›schwangeren Hirntoten‹, Marion P., im Oktober 1992 hat in Deutschland die bis dahin eher verhalten geführte Diskussion um das Hirntodkonzept stärker aufleben lassen. Waren es zunächst vorwiegend Feministinnen, die ihrer Empörung über den Mißbrauch des weiblichen Körpers als Brutkasten Luft machten, so verlagerte sich die Diskussion später zunehmend auf die Infragestellung des medizinischen Konzepts des Hirntodes,[3] welches diese Bemächtigung erst ermöglichte. Auslöser der Empörung war die künstliche Weiterführung einer Schwangerschaft bei einer Frau, die man vorher als hirntot und damit als tot definiert hatte. Als ›Leiche‹ erhielt sie den Status einer Sache, der den Zugriff durch Dritte nicht nur möglich macht, sondern rechtlich einfordert.[4] Für die Kritik des Hirntodkonzeptes hat dieser Fall aus zwei Gründen exemplarischen Charakter. Zum einen stellt er die Gleichsetzung von Hirntod und dem Tod des ganzen Menschen infrage, die derzeit in der Medizin Gültigkeit besitzt, und zum anderen verdeutlicht er die Notwendigkeit, über die Grenzen des menschlichen Lebens zu diskutieren, die sich im Laufe des medizinisch-technischen Fortschritts bereits verschoben haben. Aus diesem Grund möchte ich kurz die Chronologie der Ereignisse in Erinnerung rufen.[5]

Im Oktober 1992 verunglückte die 18jährige Marion P. bei einem Verkehrsunfall so schwer, daß sie noch sofort am Unfallort intubiert [6] und beatmet werden mußte. In der Erlanger Universitätsklinik konnte aufgrund der starken Kopfverletzung nur noch die Diagnose ›hirntot‹ gestellt werden. Diese ›unfau-

3 Mit dem Begriff ›Hirntod‹ ist in der gesamten Arbeit das irreversible Erlöschen aller Hirnfunktionen gemeint. Im Gegensatz dazu bezeichnet der Begriff ›Hirntodkonzept‹ die Vorstellung, daß der irreversible Ausfall aller Gehirnfunktionen (Hirntod) mit dem Tod des Menschen gleichzusetzen ist.

4 Die nächsten Angehörigen einer/eines Verstorbenen haben in Deutschland nach dem Bestattungsgesetz (BestG) von 1971 die finanzielle und faktische Pflicht, sich um den Verbleib der Leiche, d.h. um ihre Bestattung, zu kümmern. (Vgl. Mürbe/Stadler 1989)

5 Vgl. zum folgenden Wuttke 1993, Hoff/In der Schmitten 1994, Schneider 1995, Ziegler 1977.

6 Bei der Intubation wird der ›Verunfallten‹ ein Schlauch in die Luftröhre geschoben, an den zunächst ein ›Ambu-Beutel‹ zur Beatmung per Hand und später ein Beatmungsgerät angeschloßen wird, das in diesem Fall die vollständig ausgefallene Spontanatmung der Patientin übernimmt.

ste Prognose‹ (tödlicher Verlauf einer Krankheit) wurde 24 Stunden später, so wie es das Hirntodkonzept erfordert, noch einmal bestätigt. Die Patientin wurde für tot erklärt, und der Totenschein von den Ärzten ausgestellt. Dieser ›Tod‹ führte jedoch nicht zum Abschalten der Geräte und zur Beendigung der therapeutischen Maßnahmen, sondern zunächst nur zu einer Umbenennung der (bis dahin) Patientin in eine »potentielle Organspenderin«, die einer »organerhaltenden Intensivtherapie« [7] unterzogen wird. Denn dieser Zustand, der Hirntod, zeichnet sich im Gegensatz zum Tod dadurch aus, daß zwar keine Funktion des Gehirns mehr nachzuweisen ist, aber die Körperfunktionen, wie Atmung und Kreislauf, eine Zeitlang mit künstlicher Hilfe aufrechterhalten werden können. Dies ist für die Organspende besonders wichtig, da nur warme, durchblutete, ›frische‹ Organe verpflanzt werden können.[8]

Die zuständigen Ärzte setzten sich sofort nach der Diagnosestellung mit den Eltern der ›Toten‹ in Verbindung, um von ihnen die Einwilligung zur Organentnahme zu erhalten. Soweit war dies ein völlig ›normaler‹ Vorgang, wie er alltäglich auf unfallchirurgischen Intensivstationen geschieht. Im Fall der Zustimmung der Eltern würden die Organe operativ entfernt und danach die künstliche Beatmung abgestellt und die Behandlung abgebrochen. Falls der Organentnahme nicht zugestimmt würde, bekämen die Angehörigen ein wenig Zeit, sich zu verabschieden, danach würde die Behandlung eingestellt. Nach einigen Minuten ohne Sauerstoffzufuhr hört das Herz auf zu schlagen und der ›Rest des Körpers‹ verstirbt.[9]

Von den Eltern erfuhren die Ärzte in diesem Fall jedoch, daß Marion P. im dritten Monat schwanger war, worauf sich die Situation vollständig änderte, da die Ärzte sofort versichern konnten, daß ›der Fötus lebe‹. Marion P.s Zustand wurde ein weiteres Mal umdefiniert in den einer ›hirntoten Schwangeren‹. Die behandelnden Mediziner entschieden nun, die ›Patientin‹ in den verbleibenden vier bis fünf Monaten bis zu einem sicheren Entbindungstermin intensivmedizinisch ›am Leben‹ zu erhalten.[10] In den USA gäbe es schließlich seit 1976 ver-

---

7 Zitat, Hartwig Bauer, Chefchirurg des Kreiskrankenhauses Alt/Neuötting in schriftliche Stellungnahme zur öffentlichen Anhörung des Deutschen Bundestages am 28.6.1995. Ausschußdrucksache 13/161, S.38.

8 Wäre eine Verpflanzung von Leichenteilen möglich, gäbe es keinen Organmangel in der Transplantationsmedizin. Eine solche Verpflanzung käme jedoch einer Vergiftung des Empfängers gleich.

9 Vgl. dazu Schneider 1995, Hoff/In der Schmitten 1994, Wuttke 1993.

10 Der zuständige Standesbeamte weigerte sich daraufhin, den Totenschein zu unterzeichnen, mit der Begründung, er könne nicht später die Geburt eines Menschen beurkunden, dessen Mutter schon lange

schiedene Fälle, in denen ›posthume Mutterschaften‹ geglückt seien. Und der »›verstorbenen Mutter (sei) die Benutzung ihres Körpers zugunsten ihres Kindes sicherlich zumutbar«. (Johannes Scheele, behandelnder Chirurg an der Uni-Klinik Erlangen, zitiert nach Wuttke 1993 S.60)[11] Ich möchte hier nicht weiter auf die Argumentation der ärztlichen Befürworter des Experiments eingehen, da sie zwar sehr anschaulich den Prozeß der Entsubjektivierung der Betroffenen (Marion P.) durch die Mühle der Intensivmedizin verdeutlicht, für die Kritik des Hirntodkonzeptes jedoch keine zentrale Rolle spielt.

Die Krankenkasse erklärte sich also bereit, die Kosten für das Experiment zu übernehmen, obwohl die Versicherungsnehmerin medizinisch als tot galt und dem ›in ihr lebenden Fötus‹ noch kein eigenständiger Rechtsstatus zukam. Nachdem Marion P. 40 Tage wie eine normale Koma-Patientin auf der Intensivstation gepflegt wurde, kam es zu einem ›unvorhergesehenen Abgang‹ des Fötus, dessen Ursache medizinisch nicht geklärt werden konnte, da sich die Eltern einer Obduktion widersetzten. Seit diesem Spontanabort (Abort bedeutet Fehlgeburt) gilt das Erlanger Experiment als ›mißlungen‹. Marion P. ›starb‹ einige Stunden später, nachdem man entschieden hatte, die Beatmung abzustellen.

So unglaublich dieser Vorgang auch anmutet: Er entspricht in seiner utilitaristischen Terminologie und Argumentationsweise durchaus der heute gängigen intensivmedizinischen Praxis in der westlichen Welt. Im Kontext des Themas dieser Arbeit wird nun Verschiedenes deutlich:

Zunächst zeigt sich, wie problematisch die Gleichsetzung von Hirntod und Tod de facto ist. Wie kann die Hirntote als tot gelten und der ›in ihr lebende Fötus‹ als lebendig? Es ist eine völlig absurde Vorstellung, zu glauben, der Körper der Schwangeren, inklusive ihres Uterus, sei tot und der Fötus innerhalb dieser Gebährmutter sei eigenständig und lebendig. Damit soll nicht gesagt werden, daß der Fötus nun analog zum Hirntodkonzept auch als tot gelten müßte. Vielmehr wird hier deutlich, daß Hirntote Sterbende sind und damit am Ende ihres Lebens stehen und keineswegs bereits tot sind, wie das Hirntodkonzept unter-

---

tot sei. In der Konsequenz bedeutet das, daß Marion P. Zeitpunkt medizinisch als tot und juristisch als lebendig galt! (Wuttke 1993 S.69 und Hoff/In der Schmitten 1994 S.243, Fn 58)

11 Das in diesem Denken vorherrschende Frauenbild offenbart sich deutlich in einer Äusserung des Bonner Pränatalmediziners Manfred Hausmann, der das › Erlanger Experiment‹ in einer Diskussionssendung des Fernsehsenders SAT 3 zu rechtfertigen versuchte. Marion P. habe doch schließlich »ihre Traumrolle« gefunden. Sie sei eine »Traummutter«, weil sie ihr Leben für ihr »Kind« opfere. (Wuttke 1993 S.71)

stellt.[12] Die Widersprüchlichkeit des Hirntodkonzeptes als geltendem Todeskriterium wird hier nicht nur theoretisch, sondern auch praktisch offenbar.

Weiterhin wird deutlich, daß die moderne Medizin die Grenzen des Lebens nicht nur neu definiert, sondern auch faktisch verschiebt. Das heißt, auch eine Kritik am Hirntodkonzept hat von den veränderten Möglichkeiten der Medizin auszugehen und kann sich nicht auf wie auch immer geartete ›natürliche‹ Grenzen des Lebens berufen. Durch die Verschiebung des Anfangs und des Endes des Lebens werden Zustände geschaffen, für die gängige Kriterien des Rechts und der Moral nicht mehr greifen, bzw. die zumindest überdacht werden müssen.

Dies ist auch insofern von Bedeutung, als sich mit den Möglichkeiten der Transplantationsmedizin – wie gering ihre tatsächlichen Erfolge auch immer sein mögen – für die Organempfänger zunächst, wenn auch geringe, neue Überlebenschancen bieten. Das heißt jedoch gerade nicht, daß die »›Funktionalisierung‹ unserer moralischen Normen und Werte im Sinne ihrer Beziehung auf Zwecke und Ziele unausweichlich ist.« (Bayertz/Schmidt 1992 S.1500) Die Vorstellung, mit der faktischen Verschiebung natürlicher Grenzen habe die Moral ihren ›Maßstab in der Natur‹ verloren, wie sie in Texten der ›neuen Bio-Ethik‹ vertreten wird, beruht auf dem naiven Glauben, es hätte diese Sicherheit jemals gegeben. Selbst in der 2000-jährigen Geschichte der Naturrechtslehre zeigt sich, daß der Begriff der Natur immer kultureller Deutung unterworfen war. Zwar werden heute faktisch die Grenzen des Lebens verschoben und nicht ›nur‹ umgedeutet, inwieweit dies jedoch den Bedarf einer ›neuen Moral‹ rechtfertigt ist durchaus umstritten. Die ethischen Probleme, die aus veränderten Handlungsoptionen entstehen, lassen sich nach wie vor mit gängigen Moralkonzepten, bspw. der Kantschen Ethik begreifen.[13] Aus der Vorstellung, es bedürfte heute aufgrund verlorener Sicherheiten einer neuen, spezi-

12 Dazu eine Gegenposition von H. Angstwurm, Befürworter des Hirntodkonzeptes, Neurologe an der Ludwig-Maximilian-Universität München und wissenschaftlicher Berater der Bundesärztekammer: »Die über den vollständigen und endgültigen Hirnausfall hinaus von außen lebend erhaltenen Körperteile (können) nicht mehr als selbständige und selbsttätige Einheit zusammenwirken. (...) In diesen Zusammenhang gehört auch die menschlich so verständliche und doch irrige Vorstellung, eine über den (...) Hirntod hinaus fortbestehende Schwangerschaft zeige, daß die Frau noch lebe. In Wahrheit hängt (...) das Reifen des neuen Lebens im Mutterleib nicht mehr entscheidend vom Leben der Mutter ab.« (Angstwurm 1994 S.46f)

13 Nicht von ungefähr ist der Geltungsanspruch des Kategorischen Imperativs ›unbedingt‹, das heißt, moralisches Handeln in Freiheit begründet. Vgl. dazu Hoff 1994 S.273ff, Tugendhat 1993 S.65 - 161.

fisch medizinischen Moral, resultiert allenfalls die Instrumentalisierung der Ethik für beliebige Zwecke. In diesem Sinne verkommt Philosophie zur Service-Disziplin, sie verkümmert zur Auftragsethik einer biomedizinischen Entwicklung, der sie die gesellschaftliche Akzeptanz für gesundheitspolitische Maßnahmen beschafft. Nichts anderes geschieht in den Ethikkommissionen, in denen selbsternannte Expertengremien hinter verschlossenen Türen sowohl die Probleme definieren als auch den Umgang damit legitimieren.

KritikerInnen des Hirntodkonzeptes vom Gen-Archiv Essen (Wuttke 1993 S.186ff) verweisen zu Recht darauf, daß das Hirntodkonzept ursprünglich nur mit dem *Mangel an Organen* begründet wurde und *nicht mit einer biologischen Verschiebung des Todeszeitpunktes*, und daß sich insofern die Frage einer neuen Todesdefinition eigentlich gar nicht stellt. Gerade am Beispiel der Marion P. (und nicht zuletzt auch an den Möglichkeiten der Gentechnologie) zeigt sich jedoch, daß bisherige Vorstellungen von Geburt, Leben, Sterben und Tod – auch unabhängig von der Verwendung des Hirntodkonzeptes – ins Wanken geraten. Gerade hier ist es wichtig, sowohl die Definitionsmacht ›neuer‹ Begriffe als auch die faktische Verschiebung solcher Grenzen nicht einem Teilbereich der Gesellschaft, der Medizin und ihren Expertengremien zu überlassen. Es ist vielmehr notwendig, einen Weg zu finden, *Gesellschaftskritik und Ethik zu verbinden* und nicht zu unvereinbaren Gegensätzen hochzustilisieren, denn auch Gesellschaftskritik fußt letztlich auf normativen Grundlagen.

Für die vorliegende Arbeit bedeutet das, daß die Frage, wann der Mensch tot sei, ihre Berechtigung besitzt, obwohl im Rahmen des Hirntodkonzeptes eigentlich keine neue Todesdefinition zum Tragen kommt. Hier werden zwar durch die moderne Intensivmedizin die Grenzen des Lebens verschoben, aber dies geschieht in Form einer *Verlängerung des Sterbeprozesses* und nicht durch die faktische Vorverlagerung des Todeszeitpunktes. Vielmehr wird ein Zeitpunkt im Prozeß des Sterbens als Tod definiert, um den Zugriff auf den lebendigen Körper und seine Organe zu ermöglichen. Im Hirntodkonzept geht es genuin um den Zugriff auf das Leben und nicht um den Tod.

Was mit dem Zugriff auf Leben gemeint ist wird deutlicher, wenn im folgenden die Entstehungsgeschichte des Hirntodkonzeptes nachgezeichnet wird, die 1968 in der Havard Medical School ihren Anfang nahm. Aus den verschiedenen Begründungsebenen, die das Hirntodkonzept durchlaufen hat, ergibt sich dann die Notwendigkeit, die Kritik daran ebenfalls auf unterschiedlichen Ebenen zu entwickeln. Weiterhin ist eine begriffliche Klärung jener verschiedenen Todesdefinitionen unerläßlich, die in der modernen Medizin verwendet werden. Für Föten gilt bspw. nicht der Hirntod, sondern der Herztod als Todeskriterium[14] und in den Niederlanden (sowie auch einigen Staaten der USA) ermöglicht die Definition des Teilhirntodes oder des ›kontrollierten Todes‹ die Organentnahme in einer Phase des Sterbens, die in Deutschland noch eine Reanimation zur Folge hätte.

14 Bei Föten wird der Tod anhand der fehlenden Pulstätigkeit der Nabelschnur festgestellt. Vgl. dazu Detlef B. Linke (Neurologe an der Bonner Universitätsklinik) in Frankfurter Rundschau vom 11.2.95.

II. Medizinische und entstehungsgeschichtliche Hintergründe der Todeskriterien

A. Zur Entstehungsgeschichte des Hirntodkonzeptes

Die Entwicklung der Intensivmedizin und insbesondere die Möglichkeit der Organtransplantation hat die Etablierung des ›Ganz-Hirntod-Konzeptes‹ als Kriterium zur Feststellung des ›Todeszeitpunktes‹ überhaupt erst ermöglicht.[15]

Bis weit nach dem 2.Weltkrieg war der Zustand ›Hirntod‹ noch vollkommen unbekannt. Jede schwere Schädigung des Gehirns, die mit einem Atemstillstand einherging, führte zwangsläufig direkt zum Tode. Bekannt waren lediglich weniger schwere Hirnverletzungen, die keinen Atemstillstand zur Folge hatten, sogenannte ›Wach‹-Komata, wie z.B. das apallische Syndrom. Seit dem Ende der 50er Jahre machte es die technische Entwicklung in der Medizin möglich, Menschen künstlich zu beatmen und nach einem Herzstillstand medikamentös und manuell zu reanimieren. 1959 wurde von französischen Ärzten erstmals ein neuer Zustand beschrieben, den sie coma depassé nannten. Sie hatten Patienten beobachtet, deren Körperfunktionen mittels künstlicher Beatmung aufrechterhalten werden konnten, obwohl zuvor ihr Gehirn durch einen länger andauernden Sauerstoffmangel einen irreversiblen Schaden erlitten hatte. Diese Patienten wurden aber zu der Zeit keineswegs für tot erklärt. Bis 1968 galt ein Mensch weltweit, für jeden sinnlich wahrnehmbar, d.h. ohne besonderes medizinisches Wissen und technische Hilfsmittel als tot, wenn er kalt und steif war, nicht mehr atmete und auch sein Herz nicht mehr schlug.

Im Dezember 1967 gelang dem südafrikanischen Transplantationschirurgen Christiaan Barnard zum ersten Mal eine Herzverpflanzung beim Menschen. Der Patient überlebte 18 Tage. Nach dieser Pioniertat nahmen die Transplantationsversuche weltweit rasanten Aufschwung. (Schneider 1995

15 Vgl. zum folgenden Ziegler 1977, Wuttke 1993, Hoff/In der Schmitten 1994, Schneider 1995.

S.21) Damit waren der Medizin nun zwei Probleme entstanden, auf die eine Antwort gefunden werden mußte. Zum einen gab es Patienten, die mit einem irreversiblen Hirnschaden im Koma lagen und dank der künstlichen Beatmung aber nicht starben. Und zum anderen war durch die Möglichkeiten der Transplantationschirurgie der Bedarf an gesunden, frischen Spenderorganen enorm gestiegen. 1968 formierte sich an der Harvard Medical School eine Ad-hoc-Kommission aus Theologen, Juristen und Medizinern, um aufgrund dieser Probleme ein neues Todeskriterium zu erarbeiten. »Unser primäres Anliegen ist, das irreversible Koma (coma depassé) als neues Todeskriterium zu definieren. Es gibt zwei Gründe für den Bedarf einer neuen Definition: 1. Der medizinische Fortschritt (...) hat zu verstärkten Bemühungen geführt, das Leben auch schwerstverletzter Menschen zu retten. Manchmal haben diese Bemühungen nur teilweisen Erfolg: Das Ergebnis sind dann Individuen, deren Herz fortfährt zu schlagen, während ihr Gehirn irreversibel zerstört ist. Eine schwere Last ruht auf den Patienten, die den permanenten Verlust ihres Intellekts erleiden, auf ihren Familien, auf den Krankenhäusern und auf solchen Patienten, die auf von diesen Patienten belegte Krankenhausbetten angewiesen sind. 2. Überholte Kriterien für die Definition des Todes können zu Kontroversen bei der Beschaffung von Organen zur Transplantation führen. (Ad-hoc-Kommission zitiert nach Hoff/In der Schmitten 1995 S.157)[16]

Die erste Begründung für die Einführung eines neuen Todeskriteriums war also nicht die Ungültigkeit oder Unbrauchbarkeit der bisherigen Todeskriterien; bisher galten Leichenflecken, Leichenstarre und Fäulnisveränderung als untrügliche Zeichen des Todes (Mürbe/Stadler 1989 S.111). Vielmehr hatte die Intensivmedizin mit dem coma depassé zu einer *Verlängerung des Sterbeprozesses* geführt, der aus betriebswirtschaftlichen und sozialen Gründen nicht mehr tragbar erschien. Bis zu dem Zeitpunkt galt der Abbruch intensivmedizinischer Behandlung bei Patienten im irreversiblen Koma als aktive Euthanasie und damit als strafbar. Mit der Für-tot-Erklärung dieser Patienten war es den Medizinern nun möglich, die Maschinen abzustellen, ohne des Mordes bezichtigt zu werden.

Entscheidend ist, daß hier nicht kritisiert werden soll, daß bei sterbenden Menschen, deren Gehirn schon mehrere Tage nicht mehr durchblutet wird, die (häufig aggressive) intensivmedizinische Therapie abgebrochen wird. Denn eine medizinische Therapie ist nur solange gerechtfertigt, wie sie dem Willen und der Gesundheit des Betroffenen dient. Lebensverlängernde Maßnahmen

16 Vgl. auch hierzu Ziegler 1977, Wuttke 1993, Schneider 1995.

zum Zwecke der Organtransplantation dienen jedoch explizit nicht dem Spender, sondern unbekannten Dritten bzw. der Transplantationsmedizin. Die ›lebenserhaltenden Maßnahmen‹ erhalten nicht das Leben des Betroffenen, sondern (möglicherweise) das Leben anderer. Eine gesellschaftliche Auseinandersetzung über die Kriterien medizinischer Behandlungen halte ich insofern für unabdingbar. Im Falle des Hirntodkonzeptes besteht genuin das Problem, daß sich die ›lebenserhaltenden Maßnahmen‹ nicht an der Würde des Sterbenden orientieren, sondern an dem Nutzen für andere.

Nimmt man den Hinweis auf die Transplantationsmedizin in der zweiten Begründung des Zitats hinzu, so wird deutlich, daß die ursprüngliche Begründung des Hirntodkonzeptes nicht auf dem (bereits eingetretenen) Tod der Betroffenen basiert. Vielmehr ist die Intention zum einen die Beendigung der künstlichen Verlängerung des Sterbeprozesses und zum andern die straffreie Beschaffung von Spenderorganen. Denn selbst nach Zustimmung von Angehörigen würde eine Entnahme von solch lebenswichtigen Organen wie Herz, Niere oder Leber als Mord gelten. Mit der Für-tot-Erklärung der ›coma-depassé‹-Patienten wird aus der prinzipiellen Unverfügbarkeit körperlicher Integrität eine prinzipielle Verfügbarkeit.

Entscheidend für den weiteren Argumentationsgang dieser Arbeit ist, daß die Gleichsetzung des Ausfalls aller Hirnfunktionen mit dem Tod des Menschen zunächst nur pragmatisch durch den Bedarf gerechtfertigt wurde, anstatt inhaltlich begründet zu werden. Eine solche Begründung wurde erst sukzessive im Rahmen der weltweiten Etablierung des Hirntodkonzeptes nachgeschoben. Hans Jonas hat bereits 1970 in seinem Aufsatz ›Gegen den Strom‹ auf den strategischen Charakter dieser Argumentation hingewiesen und vor der Bemächtigung komatöser Patienten zum Zwecke des medizinischen Fortschritts gewarnt.[17]

Zwei Jahre nach der Erklärung von Harvard wurde wiederum zunächst in den USA die Begründung durch das *Bewußtseins-Argument* erweitert. Das heißt, die Personalität des Individuums wurde an das Vorhandensein von Bewußtseinsfunktionen geknüpft, von denen man nach Stand der Wissenschaft annahm, daß sie vom Großhirn und von der Großhirnrinde ausgingen. Insofern konnte den Hirntoten nun ihre Personalität abgesprochen werden, da Bewußtseinsfunktionen nicht mehr meßbar waren.[18] In den folgenden Jahren erwies

17 Vgl. Jonas 1987 S.219 - 242.

18 Einem Aufsatz des Mathematikers und Kognitionswissenschaftlers D.J. Chalmers zufolge ist die Neurophysiologie selbst heute noch nicht in der Lage, das Entstehen von Bewußtsein zu erklären. Es ist zwar

sich allerdings auch diese Begründung als nicht ausreichend, da sie sich auch auf Patienten anwenden ließ, die keineswegs im Sterben lagen. Sogenannte Apalliker sind bspw. Koma-Patienten, die jahrelang bewußtlos sein können, ohne von Maschinen abhängig zu sein und ohne zu sterben. Von diesen Patienten kann nicht mit Sicherheit gesagt werden, daß sie das Bewußtsein nicht nocheinmal wiedererlangen würden. In einem 1977 erschienenen Aufsatz versuchte dann ein amerikanischer Neurophysiologe das Bewußtseins-Argument durch ein *biologisches Argument* zu ersetzen. Er stellte die These auf, daß der Ausfall der im Hirnstamm angesiedelten vegetativen Funktionen die Desintegration des Organismus zur Folge habe. Diese rein biologische Begründung wäre jedoch wiederum nicht ausreichend gewesen, da es Patienten gibt, deren Stammhirnfunktionen zwar erloschen sind, deren Großhirn jedoch funktioniert. Das heißt, das im Stammhirn angesiedelte Atemzentrum und jegliche, vom zentralen Nervensystem ausgehende Sensibilität und Motorik des Körpers funktioniert zwar nicht mehr, aber die Bewußtseinsfunktionen, die dem Großhirn zugeschrieben werden, sind vollständig erhalten. Diese Patienten mit Locked-in-Syndrom sind zwar abhängig von apparativer Unterstützung und Pflege, sind aber in der Lage, Fragen zu beantworten, zu lesen, fernzusehen usw. Nach der rein biologischen Begründung via Integrationsfunktion des Stammhirns müßten diese Patienten für tot erklärt werden, angesichts ihrer Wachheit und geistigen Lebendigkeit käme dies jedoch einer Tötung gleich.[19] Allein die Tatsache einer Abhängigkeit von medizinischen Apparaten stellt ohnehin kein Kriterium des Todes dar, denn viele Menschen können ohne technische Geräte nicht leben, bspw. Menschen mit Herzschrittmachern, Dialyse-Patienten oder auch Patienten, die während und nach einer Operation vorübergehend beatmet werden müssen.

Anfang der 80er Jahre wurde vom Präsidenten der USA eigens eine Kommission zur Klärung der Todesdefinition einberufen, die sich dazu entschloß, beide Argumente zu verknüpfen, sowohl das (anthropologische) Bewußtseins-Argument als auch das (biologische) Argument der vegetativen Integrationsleistung des Gehirns.

---

möglich, bei bewußten Erlebensvorgängen, wie bspw. Farb-Sehen, an bestimmten Stellen des Cortex eine erhöhte Durchblutung nachzuweisen, aber daraus läßt sich nicht erklären, warum diese Funktionen von bewußtem Erleben begleitet sind. (Chalmers 1996) Vgl. dazu auch Searle 1996 und Linke 1996.

19 Ein prominentes Beispiel für eine ähnliche Erkrankung ist der amerikanische Physiker Steven Hawkins.

Mehr als ein Jahrzehnt nach Aufkommen der Diskussion gelangte man nun zu der Begründung des Ganz-Hirntod-Kriteriums, wie es heute auch in Deutschland von der Bundesärztekammer (BÄK) offiziell bestätigt wird.

»Mit dem Organtod sind die für jedes personale menschliche Leben unabdingbaren Voraussetzungen, ebenso aber auch alle für das eigenständige körperliche Leben erforderlichen Steuerungsvorgänge des Gehirns endgültig erloschen. Die Feststellung des Hirntodes bedeutet damit die Feststellung des Todes des Menschen. (BÄK 1982 nach Hoff/In der Schmitten S.167)

Indem die Bundesärztekammer – als oberste deutsche Standesorganisation der Medizinerinnen und Mediziner – die Argumentation der ›President's-Commission‹ als Richtschnur ärztlichen Handelns übernahm, erkannte sie das Gehirn erstens als *Trägerorgan der Wesensmerkmale des Menschen als Person* an und zweitens als *Zentrum der biologischen Integration des Organismus*. Diese Richtlinien gelten (in modifizierter Form) seither als standesrechtliche Vereinbahrung bis zur endgültigen Regelung der Organentnahme und -vergabe durch ein bundesweit geltendes Transplantationsgesetz.

Nach einer Expertenanhörung im Juni 1995 und der anschließenden Verweisung in die Ausschüsse, debattierte der Bundestag am 18.4.1996 über die Verfassung eines solchen Organtransplantationsgesetzes. Die Regierungskoalition und Teile der SPD um Rudolf Dressler stellen eine Fraktion, die den Hirntod als Tod des Menschen festschreiben wollte. Rund 90 Parlamentarier aus SPD und PDS um Otto Schilly und Herta Däubler-Gmelin und die Fraktion von Bündnis 90/Die Grünen plädierten dafür, den Hirntod zwar nicht als Tod des Menschen anzusehen, sondern als Moment im Prozeß des Sterbens, ihn aber als Entnahmekriterium zur Organtransplantation zuzulassen. Eine Entscheidung wurde bis nach der Sommerpause vertagt.[20]

Beide Argumente, das Bewußtseins- oder Personalitätsargument und das biologische Integrationsargument, bestimmen im wesentlichen auch die gesellschaftliche und politische Debatte um die Erstellung eines Gesetzentwurfs. Befürworter des Hirntodkonzeptes, die sich also auf beide Argumente stützen, gehen davon aus, daß eine Widerlegung des Hirntodkonzeptes im Sinne einer Absage an die Gleichsetzung von Hirntod und Tod des Menschen, zum Ende der Transplantationsmedizin führen würde, da eine Organentnahme rechtlich nicht mehr zu legitimieren sei.[21] Im Gegensatz dazu halten Kritiker daran fest,

20 Die endgültige Verabschiedung des Transplantationsgesetzes wurde jedoch bis zum 25.6.1997 verschoben. Zum aktualisierten Stand der Debatte bis zu dem Zeitpunkt vgl. Schlußkapitel.

daß der endgültige Ausfall des Gehirns einen Zeitpunkt im Prozeß des Sterbens des Menschen darstellt, und daß der Prozeß des Sterbens erst mit dem völligen Ausfall aller Atem – und Kreislauffunktionen beendet ist. Mit dieser Vorstellung ist jedoch bei den meisten Kritikern keine generelle Ablehnung der Organspende verbunden,[22] vielmehr wird eingeklagt, daß eine Organspende, da die Würde des Sterbenden betroffen ist, an dessen Selbstbestimmungsrecht gekoppelt werden müsse. Kernprobleme der politischen Debatte in Deutschland sind also zum einen die *Frage nach der Todesdefinition* und zum anderen die *Frage der Zustimmung*: Soll nur der Spender selbst zu Lebzeiten über eine Entnahme entscheiden oder dürfen dies auch seine Angehörigen oder soll es gar eine Sozialpflicht zur Organspende geben.[23] Ersteres entspricht der *engen Zustimmungslösung,* das zweite, die *erweiterte Zustimmungslösung*, faßt auch die Angehörigen mit ein, und die *Widerspruchslösung* geht generell vom Willen zur Organspende aus, sofern nicht ausdrücklich dagegen widersprochen wurde. Mit der letzten Lösung würde der Gedanke der Freiwilligkeit zum Schutz der Würde des Menschen nicht zuletzt angesichts der Probleme, die (selbst bei gelungenen Verpflanzungen) bei Spendern, Empfängern und Angehörigen entstehen, in sein Gegenteil verkehrt.

Für die Frage nach der Todesdefinition ist es unerläßlich, auf der Trennung von mindestens *drei verschiedenen Argumentationsebenen* zu beharren, die sich in der Diskussion immer wieder überlagern. Eine übergeordnete Ebene ist die der Definition oder des Begriffs des Todes. Eine zweite Ebene ist die der Bedeutung oder des Verständnisses des Todes, aufgrund dessen erst in dritter Instanz die Kriterien der Todesfeststellung, der medizinischen Diagnostik, erstellt werden können. Auf der ersten Ebene geht es um die Bestimmung der (universell gültigen) Wesensmerkmale (des Lebens und des Todes) des Menschen. Eine solche Definition, bspw. durch die Naturwissenschaften oder die Philosophie,

---

21 Der Verfassungsrechtler Wolfram Höfling, Kritiker des Hirntodkonzeptes von der Giessener Justus-Liebig-Universität, hält diese Befürchtung nicht für gerechtfertigt. »Auf der Grundlage einer verfahrens- und organisationsrechtlich abgesicherten engen Zustimmungslösung kann die Entnahme lebenswichtiger menschlicher Organe durchaus in verfassungsrechtlich zulässiger Weise geregelt werden.« (Ausschußdrucksache 13/136, S.18).

22 Vgl. dazu Schriftliche Stellungnahmen zum Gesundheitsausschuß 1995, Hoff/In der Schmitten 1994, Greinert/Wuttke 1993, Schneider 1994.

23 Ein erster Gesetzentwurf aus den siebziger Jahren scheiterte, weil er die Widerspruchslösung vorsah. Vgl. dazu Schriftliche Stellungnahmen 1995, Greinert/Wuttke 1993, Hoff/In der Schmitten 1994, Schneider 1994, Schneider 1995, Rimpau 1996, FAZ vom 26.6.97.

bringt jedoch große Probleme mit sich. Denn die deskriptive Bestimmung wesentlicher Merkmale des Mensch-Seins kann aufgrund der Tatsache, daß menschliches Verhalten gerade nicht z.B. durch Instinkte vollständig determiniert ist, leicht in eine normative Definition umkippen. (*Problem der Anthropologie*)[24] Und dies kann zur Folge haben, daß es zur repressiven Ausgrenzung derer kommt, die nicht der Norm entsprechen.[25] Insofern ist es m.E. nicht sinnvoll, das Wesen des Menschen oder wesentliche Merkmale des Todes zu bestimmen. Vielmehr gilt es einen Todesbegriff zu definieren, der sowohl das jeweilige Todesverständnis als auch die allgemeinen unveränderlichen Merkmale des Todes an sich erfaßt. Erst anhand eines solchen Todesbegriffs wäre es dann möglich, die Kriterien für die medizinische Diagnostik des Todeseintritts festzulegen. Das heißt, es geht hier um die Frage, *welche Bedeutung Sterben und Tod in einem historisch-konkreten gesellschaftlichen Kontext besitzen*. Und diese Frage fällt in den Bereich der politischen Auseinandersetzungen auf gesamtgesellschaftlicher Ebene. Es kann nicht Aufgabe eines Teilbereichs der Gesellschaft, bspw. der Wissenschaft und erst recht nicht der Medizin sein, über das Verständnis des Todes zu entscheiden. Genau dies geschieht jedoch in der umstandslosen Gleichsetzung von Hirntod und Tod. Ärzte sind zwar in der Lage, den Eintritt des Todes festzustellen, *die Kriterien dafür können sie jedoch nicht festlegen*. Denn der Tod ist nicht bloß ein unabwendbares Phänomen der Natur des Menschen, das naturwissenschaftlicher Bestimmung unterliegt, sondern – selbst entgegen anderslautender medizinischer Behauptungen[26] – ein »kulturrelatives Phänomen, das von unterschiedlichsten Formen der Wahrnehmung und Deutung unserer Wirklichkeit abhängig ist.« (Hoff/In der Schmitten 1994 S.159)

Todesbegriff und Todesverständnis sind zwar philosophisch-anthropologische Definitionen, sie unterliegen jedoch gesamtgesellschaftlicher Bestim-

24 Vgl. dazu: Historisches Wörterbuch der Philosophie 1980, Zum Begriff des Menschen, Bd.5, S. 1060, »Die besondere Existenzform des Menschen erschwert die Ausbildung einer Anthropologie: Da alles menschliche Leben aufgrund mangelnder Verhaltensdeterminiertheit durch ethische Normen reguliert wird, droht die Deskription dessen, was der Mensch ist, in jedem Augenblick umzuschlagen, in das Bild dessen, was er sein soll.«

25 Auf die Frage, ob bereits die Norm als solche repressiv ist, oder ob Ausgrenzung nur unter bestimmten gesellschaftlichen Verhältnissen problematisch ist, wird weiter unten im Zusammenhang mit dem Begriff der Herrschaft eingegangen werden.

26 So z.B. der Neurologe H. Angstwurm: »Ein hirntoter Mensch braucht nicht für tot erklärt zu werden, denn er ist tot« und »ein Mensch wird nicht für tot erklärt, sein Tod wird ärztlich festgestellt« (Angstwurm nach Schneider 1994 S.34).

mung. Erst danach kann die Medizin ihr Expertenwissen hinzusteuern und aufgrund des gesellschaftlich bestimmten Todesbegriffs (des jeweiligen Todesverständnisses) die diagnostischen Kriterien der Todesfeststellung definieren. Konkret bedeutet das: Selbstverständlich geschieht die Feststellung des Ausfalls der Gehirnfunktionen mit Hilfe naturwissenschaftlicher Messungen und Geräte, aber die Zuschreibung des Hirntodes zum Tod des Menschen hängt vom historisch-konkreten gesellschaftlichen Todesverständnis ab.[27]

Die Vorstellung, daß es sich bei dem gesellschaftlichen Begriff des Todes um ein ›kulturrelatives Phänomen‹ handelt, bedeutet nicht die vollkommene Beliebigkeit seiner Definition. Vielmehr hätte ein Todesbegriff dem historisch-konkreten Todesverständnis Rechnung zu tragen, das heißt, er hätte die jeweiligen natürlichen, gesellschaftlichen und individuellen Bedingungen des Todes zu erfassen, ohne sie zu einer universellen Norm zu erheben. Um die Entfaltung eines solchen Todesbegriffs geht es zentral in meiner Auseinandersetzung mit Kategorien der Kritischen Theorie.

Bevor sich die Hauptkritikebenen am Hirntodkonzept aus dem bisher Gesagten ableiten lassen, ist es m.E. notwendig, die medizinischen Hintergründe der bereits bestehenden Todesdefinitionen (Herz-Lungentod, Ganzhirntod, Teilhirntod, kontrollierter Tod) zu erläutern, die von der Medizin in der Debatte um Organspende verwendet werden und nach denen in den verschiedenen westlichen Ländern die Organentnahme praktiziert wird.

27 Die Probleme Angehöriger und Pflegender, Hirntote aufgrund ihres warmen, durchbluteten, atmenden Körpers nicht als Tote begreifen zu können, werden von Befürwortern des Hirntodkonzeptes auf ein Verständnisproblem reduziert. So wieder H.Angstwurm: »Obwohl der Hirntod biologisch einer Enthauptung entspricht, über die hinaus der Rumpf und die Kopfweichteile intensivmedizinisch weiterbehandelt werden, sieht die hirntote Leiche wie ein bewußtloser, beatmeter Lebender aus. Diese naheliegende Verwechslung beruht *auf dem ungeprüften Augenschein.*« (Hervorhebung A.M., Ausschußdrucksache 13/173, S.6).

B. Medizinische und politische Voraussetzungen der Todesdefinitionen

Während sich die Debatte in Deutschland zentral mit der Frage beschäftigt, ob der Hirntod mit dem Tod des Menschen gleichzusetzen ist und wie eine gesetzliche Regelung der Organspende aussehen könnte, ist die öffentliche Diskussion in den USA schon ›einen Schritt weiter‹. Die Möglichkeit der Erschließung neuer ›Organressourcen‹ wird unverhohlen zum Anlaß genommen, das (Ganz-) Hirntodkonzept zugunsten des Teil- Hirntodkonzeptes und des ›kontrollierten‹ Todes aufzuweichen. Dazu werden zum Teil exakt die gleichen Argumentationen verwendet, die auch zur Begründung des (Ganz-) Hirntodes dienen.

Die kulturellen Vorstellungen vom Tod in der Geschichte des Abendlandes wandelten sich vielfach, so bspw. vom ›sozialen Ereignis des Todes‹ im Mittelalter, das eine Prüfung der ganzen Lebensgemeinschaft darstellte, über den ›eigenen Tod‹ am Beginn der bürgerlichen Gesellschaft, der die Dimension des Schicksalsschlages dem Individuum zuschob, hin zur ›Medikalisierung des Todes‹ in der Moderne, womit eine Entfremdung des Menschen vom Prozeß seines Sterbens gemeint ist.[28]

Die Kriterien zur Feststellung des Todes sind jedoch seit Hippokrates (ca. 400 v.Chr.) die gleichen geblieben. In seinem Buch ›De morbis‹ beschreibt er die gleichen Verwesungsprozesse bei Toten, wie sie bis Mitte des 20sten Jahrhunderts in der Medizin galten und auch von Laien optisch wahrgenommen werden konnten.[29] Als Zeichen für den Eintritt des Todes galten bis 1968 der Stillstand des Herzens und der Atmung, und als sichere Zeichen des bereits eingetretenen Todes wurden Verwesungsflecke, Leichenstarre und Fäulnisprozesse angesehen.

Tritt der Tod durch den Atem- und Kreislaufstillstand ein – was auch das Absterben des Gehirns zur Folge hat – spricht die Medizin vom *klinischen Tod* oder *Herz-Lungentod*.[30] Nach wie vor ist dies bei 99% aller Sterbenden der

---

28 Vgl. dazu Ariés 1991 S.773 - 789 und Illich 1995 S.125 - 140. Illich verwendet diesen Begriff, um das ›Experten-Macht-Monopol‹ der Medizin in der Moderne zu beschreiben, die dem Einzelnen die Entscheidungsbefugnis über sein Erleben von Gesundheit, Krankheit und Tod aus der Hand nimmt. Um diesen Entfremdungsprozeß rückgängig zu machen, gilt es die medizinische Expertokratie zu stürzen, was jedoch nicht von der Medizin selbst erwartet werden kann, sondern Aufgabe der Öffentlichkeit, der Politik wäre.

29 Vgl. hierzu Ziegler 1977 S.71f.

Fall. Lediglich bei 1% aller Fälle tritt der Hirntod vor dem Herztod ein.[31] Wie oben bereits angedeutet, konnte dieser Zustand überhaupt erst mit der medizinischen Möglichkeit zur Reanimation auftreten.[32] Denn hinsichtlich der Wiederbelebung ist das Gehirn dasjenige Organ, welches durch Sauerstoffmangel am ehesten irreversible Schäden zurückbehält. So kann es passieren, daß alle Organe und Körperprozesse, außer dem Gehirn, nach einer Reanimation mit Hilfe der künstlichen Beatmung wieder funktionieren. Dieser Zustand wird dann als *Ganz-Hirntod* bezeichnet. Die genaue Definition lautet:

> »Zustand des irreversiblen Erloschenseins der Gesamtfunktionen des Großhirns, des Kleinhirns und des Stammhirnes, bei einer durch kontrollierte Beatmung noch aufrechterhaltenen Herz- Kreislauf- Funktion.« (Wissenschaftlicher Beirat der Bundesärztekammer, Deutsches Ärzteblatt 1991, Heft 49, S.B.2856.)

Es kann nach einer Reanimation aber auch vorkommen, daß nicht das ganze Gehirn abstirbt, sondern lediglich ein Teil und zwar der Teil des Gehirns, welcher am empfindlichsten auf Sauerstoffmangel reagiert. Das ist zunächst der Hirnmantel, wohingegen der Hirnstamm erst ein wenig später reagiert. Der Hirnmantel umfaßt die beiden Hemisphären des Endhirns (oder auch Großhirns) mit ihrer Hirnrinde (Neocortex) sowie die Stammganglien und das Riechhirn. Der intakten Struktur der Neocortex (und der beiden Großhirnhälften) werden Funktionen wie Kognition, Denken und bewußtes Erleben zugeschrieben. Der Hirnstamm umfaßt die übrigen Hirnabschnitte, also Zwischen-, Mittel-, Hinter- und Kleinhirn und das Verlängerte Rückenmark (Medulla oblongata). Im Hirnstamm sind (neben anderen Funktionen) auch das Atem- und Kreislaufzentrum sowie Schluck- und Würgereflexe angesiedelt.[33] Fällt nach einer Reanimation ›nur‹ die Hirnrinde irreversibel aus und bleibt das Stammhirn intakt, spricht man vom *corticalen Tod* oder *Teil-Hirntod.*

Der Hirntod, womit im folgenden stets der ›Ganz‹- Hirntod bezeichnet wird, muß von zwei verschiedenen Ärzten im Abstand von 12 Stunden bei Er-

30 Vgl. Pschyrembel, klinisches Wörterbuch 1982 und Schneider 1995.

31 Vgl. Angstwurm, Ausschußdrucksache 13/173. S.6.

32 Der Begriff des Hirntodes wurde zum ersten Mal Anfang des 19.Jahrhunderts im Zusammenhang mit der Diskussion einer › Rückenmarksseele‹ erwähnt, besaß aber keine praktische Relevanz. Vgl. Hoff/In der Schmitten 1994a S.234 Fn.1.

33 Vgl. Faller 1980, Pschyrembel 1982, Roth/Dicke 1994 S.51 - 67, Schneider 1995. Der Wissenschaftliche Beirat der Bundesärztekammer faßt Kleinhirn und Stammhirn nicht zusammen, sondern spricht von Großhirn, Kleinhirn und Stammhirn. Vgl. Fn 32.

wachsenen und 24 Stunden bei Kleinkindern festgestellt werden. Keiner der beiden untersuchenden Mediziner darf an der Organentnahme bzw. -übertragung beteiligt sein. Damit soll gewährleistet werden, daß nicht die Transplantationsmediziner auch den Tod des Spenders bescheinigen. Zunächst werden andere Ursachen eingeschränkter Hirntätigkeit ausgeschloßen, wie bspw. zentral dämpfende Medikamente, Unterkühlung oder Kreislaufschock. Darauf folgt die Überprüfung der Kriterien des Hirntodes. Dies sind zuerst die *klinischen Symptome*, wie die fehlende Spontanatmung (Apnoe), fehlende Reaktion auf Schmerz-, Licht- und Lautreize, das Fehlen jeglicher Reflexe (Areflexie des Stammhirnes). Als ergänzende Befunde kommt evtl. ein *Elektroenzephalogramm* (0-Linien-EEG) hinzu, das das Fehlen der Hirnströme nachweist. Oder es wird, bei gegebenen Möglichkeiten, zusätzlich eine *Kontrastangiographie* durchgeführt, das heißt, man weist nach, daß eine Kontrastdarstellung der Hirngefäße nicht möglich ist und kann dann davon ausgehen, daß das Gehirn nicht mehr durchblutet wird.[34] Dieses Vorgehen wurde 1982 vom Wissenschaftlichen Beirat der Bundesärztekammer zum ersten Mal in Deutschland ausgearbeitet und 1986, 1991 und 1993 den Änderungen der medizinisch-technischen Diagnosemöglichkeiten angepaßt.[35] Nach Absprache mit den Angehörigen wird danach – wie oben beschrieben – die Behandlung, eventuell nach einer vorherigen Organentnahme, abgebrochen.

Dieser Vorgang klingt äußerst rational, verläuft jedoch in der Praxis bei weitem schockierender als es hier den Anschein hat. In der Regel werden die Angehörigen im selben Moment, in dem sie erfahren, daß ihre Tochter (wie im Falle von Marion P.) tot sei, im Angesicht des lebendigen Aussehens der Hirntoten und unter Zeitdruck mit der Frage konfrontiert, ob sie ihr Kind zur Organspende freigeben wollen. Wenn ja, so wird ihnen gesagt, könnten sie ›Leben retten‹, wenn nicht, müsse man jetzt die Maschinen abstellen. In dieser

34 »Durch den Anstieg des Hirndruckes beim Hirntodsyndrom übersteigt dieser den systemischen Blutdruck, so daß das Gehirn nicht mehr mit Blut versorgt wird; aus diesem Grund kann ein in die Halsschlagader eingebrachtes Kontrastmittel nicht mehr den Hirnkreislauf erreichen.« Martin Klein, Neurologe in der FR Dokumentation vom 7.11.1996. Inwieweit mit Hilfe dieser Kriterien die Feststellung des Hirntodes sicher gelingt ist unter den medizinischen Experten umstritten. Siehe auch dazu FR Dokumentation a.a.O.

35 Vgl. dazu Deutsches Ärzteblatt 1991, Heft 49, S.B.2855 - B.2860. Die genannten Kriterien dienen als Entscheidungshilfen für die behandelnden Ärzte und besitzen keine Rechtsverbindlichkeit. Erst mit einem bundesweit gültigen Transplantationsgesetz sollen die Kriterien zur Feststellung des Hirntodes gesetzlich festlegt werden.

Schock-Situation ist niemand in der Lage, eine freiwillige, bedachte Entscheidung zu treffen. Zu einem weiteren Schock kommt es häufig dann, wenn die Eltern darauf bestehen, ihre Tochter, nach der Organentnahme oder nach dem Abstellen der Maschinen, noch einmal sehen zu wollen und eine kalte, steife Leiche vor sich haben, die so ganz anders aussieht als die Hirntote.[36]

Das Hirntodkonzept wird nun seit einiger Zeit in den USA in Richtung Teilhirntodkonzept aufgeweicht. Mit der Begründung, daß bereits nach dem Absterben der Großhirnrinde die typisch menschlichen Eigenschaften wie Kognition und Bewußtsein unwiederbringlich abhanden gekommen seien, wird die Organentnahme legitimiert, obwohl die vegetativen Funktionen des Hirnstammes noch intakt sind. Dies bedeutet also, daß Atmung, Blutdruck und Temperatur (evtl.) vom Körper eigenständig geregelt werden können. Nach dieser Todesdefinition könnten dann bspw. ›anenzephale‹ Säuglinge, das sind behinderte Kinder, die ohne Großhirn geboren werden und meist nur einige Tage bis Wochen leben, zur Organspende und zu wissenschaftlichen Versuchen ›verwendet‹ werden. Je nach Einschätzung der Reversibilität ihres Zustandes würden dann auch Apalliker (s.o.) und Alzheimerpatienten im Endstadium als Tote definiert.[37] In Deutschland versucht sich die Medizin von dieser Definitionsverschiebung zu distanzieren. Dies gelingt ihr jedoch nicht vollständig, da die Begründungsansätze von Hirntodkonzept und Teilhirntodkonzept ähnlich sind. Bei beiden wird die Personalität des Menschen einem bestimmten anatomischen Bereich des Gehirns zugeordnet; somit läßt sich eine weitere Reduktion, zumindest im Rahmen der bisherigen Begründungsansätze, nicht argumentativ verhindern.

Eine weitere Todesdefinition wird mit dem Konzept des ›kontrollierten‹ Todes diskutiert und im weltgrößten Transplantationszentrum in Pittsburgh (USA) seit 1993 auch praktiziert. Bei Patienten im ›terminalen‹ Stadium, die zuvor entschieden haben, daß sie keine Intensivtherapie wünschen, wird unter kontrollierten Bedingungen im Operationssaal bspw. die künstliche Beatmung zurückgenommen und der (dadurch verursachte) Herzstillstand abgewartet. Nach Ablauf von weiteren zwei Minuten wird der Tod festgestellt und die Organentnahme beginnt. Bei diesen sogenannten NHBCD's (Non Heart Beating Cadaver Donors) beginnt die Organentnahme vor dem Hirntod und nach dem,

36 Vgl. Greinert 1993, Wellendorf 1993. Diesen Ablauf habe ich einige Male im Laufe meiner Tätigkeit auf der Intensivstation erlebt.

37 Vgl. dazu Schneider 1994, Schneider 1995 und Hoff/In der Schmitten 1994a.

vom Patienten gewünschten, von Medizinern kontrolliert verursachten Herztod.[38] Dieses Vorgehen wird in Deutschland bis jetzt noch als aktive Euthanasie gewertet und strafrechtlich verfolgt, doch auch hierzulande zeichnet sich eine rechtliche Erweiterung der Entscheidungs- und Handlungsspielräume der Ärzte ab.[39] Ich möchte noch einmal betonen, daß ich es nicht für falsch halte, eine Debatte über Probleme der modernen Medizin zu führen, sondern als problematisch erachte, daß die Definitionsmacht über gesamtgesellschaftliche Belange einer Führungselite der Medizin überlassen bleibt, die sich hinter verschlossenen Türen ihre eigenen Legitimationskriterien schafft.

Beachtet man bei der Genese der verschiedenen Todesdefinitionen die *zunehmende Vorverlagerung des Todeszeitpunktes*, so wird der instrumentelle Charakter des medizinischen Umgangs mit Schwerstbehinderten und Sterbenden besonders deutlich. Die Würde Schwerkranker und Sterbender ist gekoppelt an ihren ›gesellschaftlichen Nutzen‹. Der Tod ist nur erlaubt, wenn er dem Leben dient.

Wie sehr der Todeszeitpunkt im Prozeß des Sterbens anhand von Nutzenkriterien für die Medizin definiert wird, zeigt sich noch einmal besonders deutlich bei den Kriterien für die sogenannte Fötalgewebsverpflanzung. Bei bestimmten Erkrankungen des Gehirns, wie bspw. der Schüttellähmung (Parkinsonsche Krankheit), versucht man heute die geschädigten, nicht regenerationsfähigen Hirnzellen durch frische fötale Gehirnzellen zu ersetzen bzw. zu ergänzen. Dies ist natürlich nur mit lebenden Zellen möglich. Insofern gilt also für Föten wiederum ein anderes Todeskriterium: Ihr Tod wird anhand des Nicht-Pulsierens der Nabelschnur festgestellt.[40] Zum einen wird bei diesem Vorgehen die Identitätsvorstellung des Personalitätsarguments in Frage gestellt, denn sofern die Identität eines Menschen wie angenommen im Gehirn verortet ist, würde der Empfänger der Zellen seine Identität verändern. Und zum anderen zeigt sich auch hier die Orientierung des Todeskriteriums an der Nützlichkeit für die Medizin.

38 Vgl. Schneider 1994 und Schneider 1995.

39 Im Dezember 1994 veranstaltete das Institut für Wissenschaft und Ethik in Bonn eine Konferenz zum Thema: Behandlung und Pflege von Wachkomapatienten, in deren Vorfeld eine Fragebogenaktion für Aufregung sorgte. 1200 Ärzte wurden unter anderem danach gefragt, nach welchen Kriterien (Zeitpunkt, Alter, Schweregrad der Schädigung) die künstliche Ernährung bei Wach-Komapatienten eingestellt werden sollte. Im September 1994 wurde erstmals in Deutschland eine solche nachgewiesene ›Versorgungsunterlassung‹ nicht strafrechtlich verfolgt. Vgl. Feyerabend 1996 S.33.

40 Vgl. das Interview von Michael Emmrich mit Detlef B. Linke (Neurologe) in der Frankfurter Rundschau vom 11.2.1995.

Zum weiteren Vorgehen:

Aus dem bisher Gesagten lassen sich nun *zwei Kritikebenen* ableiten, anhand derer die nachfolgenden Ausführungen strukturiert werden sollen. Dazu ist es notwendig, von der bisher relativ konkreten Darstellung der Probleme und Hintergründe zu abstrakt-theoretischen Überlegungen zu wechseln.

Es hat sich zum einen gezeigt, daß es notwendig ist, die ökonomisch-politischen Grundlagen der modernen Medizin zu reflektieren, die gerade in der Entstehung (und zunehmenden Veränderung) des Hirntodkonzeptes eine zentrale Rolle spielen. Zum anderen muß eine gesamtgesellschaftliche Diskussion über rechtliche und moralische Standards erfolgen, die in Grenzbereichen der Medizin in Frage gestellt werden. Diese beiden Aspekte stehen sich in der laufenden politischen Debatte nahezu unversöhnlich gegenüber. Eine Fraktion der Kritiker insistiert darauf, sich gar nicht erst auf eine Rationalisierungs-, Verteilungs- und ›Euthanasie‹-Debatte einzulassen, da eine solche Diskussion die tatsächlichen Probleme verdecke: Die Ökonomisierung des Gesundheitswesens im Sinne kapitalistischer Logik.[41] Demgegenüber finden sich auf der anderen Seite häufig Pflegende, Mediziner und Angehörige, von denen in konkreten Situationen ein Handeln erwartet wird, das ihre physischen und psychischen Kräfte überfordert, ihr moralisches und rechtliches Wissen übersteigt. Viele Betroffene fühlen sich alleingelassen und finden ihre Probleme in den Diskussionen und reaktionären Argumentationen der Bio-Ethiker wieder, in denen jedoch die politisch-ökonomischen Hintergründe der Gesundheitspolitik nicht kritisch reflektiert werden.

Es ist m.E. dringend notwendig, eine argumentative Ebene zu finden, die *Gesellschaftskritik und Ethik aufeinander bezieht.* Für diese Arbeit bedeutet das, Kategorien zu suchen und zu explizieren, die eine solche Bezugnahme ermöglichen. Das wäre zunächst ein *Machtbegriff*, der in der Lage ist, die Bemächtigung des Lebens im Gewande humanistischer Werte aufzudecken, das heißt, die moralische Fassade moderner Gesundheitspolitik zu durchbrechen und ihre repressiven Elemente auszuweisen. Zum zweiten ein *Subjektbegriff*, der es ermöglicht, den Tod als einen Teil des Lebens zu begreifen, ohne ihn ontologisch zu überhöhen. Und nicht zuletzt ein *Begriff des Todes*, der den Tod in seinen historisch-konkreten, kulturell variablen und doch auch unveränderlichen Merkmalen beschreibt. Das bedeutet, daß ich, um dem oben genannten

41 Vgl. hierzu Dahm (1996), Mabuse 100, 3/4 1996, S.7 und Kühn 1991 S.40 - 73.

›Problem der Anthropologie‹ zu entgehen, es explizit vermeiden möchte, wesentliche Bestimmungen des Mensch-Seins positiv auszuweisen. Es kann vielmehr nur darum gehen, einen begrifflichen Rahmen anzugeben, der die Probleme in ihrem Zusammenhang angemessen beschreibt.

Im folgenden werde ich also die Kritik des Hirntodkonzeptes auf zwei unterschiedlichen Ebenen fortführen: zunächst auf einer *gesellschaftstheoretisch-politischen* und dann auf einer *ethisch-philosophischen* Ebene.

Auf der ersten Ebene möchte ich einen Machtbegriff ausarbeiten, mit dem sich die subtilen Machtverhältnisse beschreiben lassen, die hinter der humanen Fassade der Medizin eine Rolle spielen. Zu diesem Zweck stütze ich mich auf Michel Foucault und seinen Begriff der ›*Bio-Macht*‹. Dieser Begriff wird im dritten Kapitel ausführlich ausgearbeitet. Mit Hilfe der so entwickelten Kategorien soll im fünften Kapitel versucht werden, die Machtbeziehungen am Beispiel konkreter Argumentationen sichtbar zu machen.

Die zweite Dimension der Kritik bezieht sich auf die unterschiedlichen Argumentationsebenen, die sich in der Debatte um das Hirntodkonzept überlagern. Es hat sich gezeigt, daß es notwendig ist, zwischen der Definition des Todes, dem jeweiligen gesellschaftlichen Todesverständnis und den medizinischen Kriterien der Todesfeststellung zu unterscheiden. Auf dieser Ebene der Kritik soll der Versuch unternommen werden, einen Todesbegriff zu definieren, der sowohl den Veränderungen Rechnung trägt, die ein historisch-konkretes gesellschaftliches Todesverständnis mit sich bringt als auch den Unveränderlichkeiten und Unfaßbarkeiten des Todes ›an sich‹ gerecht wird. Denn selbst wenn der Tod als ›kulturrelatives Phänomen‹ begriffen wird, entspricht dem keine beliebige Verfügbarkeit. Ein Begriff des Todes hätte die jeweiligen natürlichen, gesellschaftlichen und individuellen Bedingungen des Todes zu erfassen, ohne sie zu einer universell gültigen und unveränderlichen Norm zu erheben. Für die Entfaltung eines solchen Todesbegriffs stütze ich mich im IV. Kapitel auf Kategorien der älteren Kritischen Theorie. Es wird der Versuch gemacht, mit dem Motiv des ›Eingedenkens der Natur im Subjekt‹ aus der ›Dialektik der Aufklärung‹ einen dynamischen Begriff des Todes zu entwickeln, der Sterblichkeit als Konstitutionsbedingung von Subjektivität begreift. Im V. Kapitel soll mit Hilfe der erarbeiteten Kategorien deutlich gemacht werden, daß die jeweiligen Akteure in ihren Argumentationen von reduzierten Subjektvorstellungen ausgehen. Anschließend wird die Frage gestellt, ob und wie eine Verknüpfung der Kritikebenen aussehen könnte.

III. Leben machen und sterben lassen: Das Konzept der Bio-Macht.

In den ersten beiden Kapiteln hat sich gezeigt, daß in der ursprünglichen Begründung des Hirntodkonzeptes verschiedene ökonomische und politische Ursachen eine Rolle spielen. Nicht die Verschiebung des Todeszeitpunktes war die eigentliche Ursache der Erstellung des Hirntodkonzeptes, sondern der technikinduzierte ›Mangel an Organen‹, in dessen Schatten sich mittlerweile ein nach Marktmechanismen strukturierter weltweiter Organhandel etablieren konnte. Damit steht nicht genuin der Zugriff auf den Tod im Zentrum der Argumentation, sondern die Bemächtigung des Lebens. Dieser Zugriff auf das Leben, seine Vermarktung, Regulierung und Normierung stehen im Zentrum des Begriffs der Bio-Macht bei Michel Foucault.

In der Studie ›Die Geburt der Klinik‹ (1963) untersucht Foucault die Geschichte der Entstehung der modernen Humanwissenschaften am Beispiel der Medizin. Dabei geht es ihm nicht um die Darstellung der Ideengeschichte des medizinischen Fortschritts und seiner zunehmenden Verwissenschaftlichung, sondern um eine Darstellung der Bedingungen der Geschichte des medizinischen Diskurses. In einer historisch verfahrenden ›Archäologie des ärztlichen Blicks‹ versucht er, die konkreten Bedingungen und Voraussetzungen des ›Wahrheitswissens‹ in der modernen Medizin sichtbar zu machen. Es geht ihm darum, »ohne jede wertende Intention die Bedingungen der Möglichkeiten der medizinischen Erfahrung (...) zu bestimmen.« (Foucault 1993a S.17) Der Begriff Archäologie bezeichnet eine Kritikweise, welche die Form, die innere Ordnung der jeweiligen Diskurse - in diesem Fall des humanwissenschaftlichen - untersucht. Nicht die Frage, was gesagt wird, steht im Vordergrund, sondern die Frage, wie und in welcher Art und Weise, nach welchen Bedingungen und Regeln das Wissen zustande kommt, welches als Wahrheit präsentiert wird. Mit der Untersuchung und Offenlegung der diskursimmanenten Prinzipien will Foucault das komplexe Verhältnis von Wissen und Macht beleuchten und naive Wissenschaftsmodelle kritisieren, die von einem linearen Fortschritt im Wissenszuwachs ausgehen.[37] Auch für die Humanwissenschaften spielt es eine entscheidende Rolle, »nach welchem Ordnungsraum das Wissen sich konstituiert hat (und) auf welchen historischen Apriori Ideen haben entstehen können«. (Foucault zit. nach Nassehi 1995 S.213)

Ein neues Verständnis des Todes steht nach Foucault am Anfang der Entwicklung der Humanwissenschaften. Durch die Öffnung von Leichen zur Untersuchung des kranken Gewebes ändern sich die Bedingungen der Möglichkeit medizinischer Erkenntnis zu Beginn der abendländischen Moderne grundlegend und mit ihnen die Basis der menschlichen Selbsterkenntnis. Das Eindringen des ärztlichen Blicks in die Körper der Toten verändert grundlegend die gesellschaftliche Bedeutung des Todes und in Folge das der Medizin (und den Humanwissenschaften) zugrunde liegende Menschenbild. Der Tod gilt bis dahin als das unbegreifliche absolute Ende des Menschen, bestimmt durch die Allmächtigkeit Gottes und nur mit Hilfe der Religion einigermaßen verstehbar. Mit der Möglichkeit der Leichenöffnung ist er nun nicht mehr die unhintergehbare Grenze medizinischen Wissens, sondern er ermöglicht es geradezu, seine Ursachen bis ins kleinste Organ nachzuvollziehen. Der moderne Tod ist nicht mehr der mystische Austritt der Seele aus ihrem Körper, sondern läßt sich als stofflicher Prozeß nachweisen, der mit einzelnen Organen beginnt und mit der Leichenstarre endet.[38] Mit dieser Sichtweise verändern sich zwei Dinge grundlegend: Der Tod ist nicht mehr ›das ganz Andere‹ des Lebens, sondern wandelt sich nunmehr zu einem Teil des Lebens, zu dessen ›Spiegel‹, mit dem sich Krankheit, Vergänglichkeit und Tod nachweisen lassen. Damit wird er gleichzeitig zum ›Instrument wissenschaftlicher Erkenntnis‹, mit dem der Mensch von nun an in der Lage ist, die ›göttliche Schöpfung‹ bis in die kleinste Zelle nachzuvollziehen und zu entzaubern. »Mit dieser Domestizierung des Todes ist die Humanwissenschaft geboren: die Möglichkeit, unendlich objektiven Wissens des endlichen Subjekts.«(Forst 1990 S.161). Das bedeutet auch, daß der Mensch in diesem Wissenschaftsverständnis nun zugleich Herrscher und Beherrschter, Träger und Verräter, Forscher und Erforschter des Wissens über sich selbst ist. Der Mensch überwindet symbolisch seine Endlichkeit, der er gleichwohl körperlich verhaftet bleibt. Indem er sich den Tod zunutze macht, ist er zugleich Subjekt und Objekt seiner Erkenntnis. Nicht mehr in

37 Vgl. dazu Foucault 1990 S.45ff und Kögler 1994 S.86.

38 Zeiten und Orte der ersten Leichenöffnungen im Abendland, vgl. Aries (1991) und Illich (1995)

Gottes Hand liegt der Schlüssel zum Leben, sondern der Mensch bestimmt, benennt, definiert selbst seinen Anfang und sein Ende.

So scheint die vollkommene Erkenntnis der Geheimnisse des Lebens prinzipiell möglich und nur noch eine Frage der Zeit zu sein.[39]

Mit dieser Möglichkeit gewinnt die Medizin und mit ihr die Humanwissenschaft die Definitionsmacht zur Bestimmung des menschlichen Lebens. Diese Festlegung des Menschen auf eine durch Experten definierte Norm, die sich in verschiedenen humanistischen Menschenbildern widerspiegelt, stellt für Foucault ein grundsätzliches Problem der Humanwissenschaften und damit auch (einer bestimmten Form) der Aufklärung dar. Im Rahmen seiner Aufklärungskritik ist es für ihn ein wichtiges Moment, diese Normierung des Wesens bzw. der Natur des Menschen zu kritisieren. Insofern möchte ich zunächst ausführlich auf Foucaults Aufklärungskritik eingehen, um anschließend den Bezug zum Bio-Macht-Konzept herstellen zu können. In diesem Zusammenhang ist es notwendig einige der grundlegenden Begriffe zu klären, die in seiner Kritik des ›Willens zum Wissen‹ Verwendung finden. Das bedeutet nach meinem Verständnis zunächst, sein Denken in der Tradition der Aufklärung zu verorten, so wie er es selbst in dem (späten) Aufsatz: »Was ist Aufklärung?« (Foucault 1990) getan hat.

A. Zur Klärung der Begriffe

1. Aufklärungs-, Vernunft- und Subjektkritik bei Michel Foucault.

Nach Hans-Herbert Kögler, der Foucault in seinem Einführungsbuch als ›antihumanistischen Aufklärer‹ beschreibt, spaltete sich die Foucault-Rezeption in Deutschland anhand seiner Beziehung zur Aufklärung jahrelang in zwei gegensätzliche Lager. »Entweder war mit dem Nietzscheaner Foucault Abschied zu nehmen von den hehren Motiven der Moderne, oder aber dessen vernunftkritischer Angriff auf die abendländische Ratio erfolgreich abzuwehren.« (Kögler 1994 S.1) Foucault selbst verwahrt sich in dem genannten programmatischen Aufsatz entschieden gegen diese polarisierende Gegenüberstellung von

39 Diese Vorstellung spiegelt sich nicht zuletzt in den umfangreichen Förderungsprogrammen für Projekte zur Genom-Analyse wider.

Wahrheit, Freiheit und Vernunft des Subjekts auf der einen Seite und scheinbar aufklärungsfeindlicher Vernunft- und Subjektkritik auf der anderen Seite. Er plädiert dafür, sich »der geistigen und politischen Erpressung des ›für-oder-gegen-die-Aufklärung-Seins‹ (und auch) der historischen und moralischen Verwirrung, die das Thema des Humanismus und die Frage der Aufklärung vermischt« (Foucault 1990 S.48), zu entziehen. Die falsche Alternative zwischen rationaler Aufklärung und irrationaler Aufklärungskritik muß durch eine historische Analyse der uns ›notwendig bestimmenden Aufklärung‹ zurückgewiesen werden. Das heißt, »es kommt (...) darauf an, die schwierige Eingebundenheit unserer selbst in eine durch dieses Denken mitgeschaffenen Wirklichkeit zu thematisieren.« (Kögler 1994 S.2) Für Foucault, der Philosophie und Psychologie studiert hat und sein Denken einerseits am Marxismus und andererseits an der Phänomenologie orientiert, heißt das bspw. im Bezug auf die Geisteskrankheit, auch die Zwänge der sozialen Welt als Ursache mentaler Störungen zu begreifen. Dabei geht er jedoch weit über die gängige Sozialkritik hinaus, indem er nicht nur die Pathologien und Abnormalitäten als sozial verursacht begreift, sondern auch die Definition dessen, was als normal und unnormal gilt. Das heißt also, statt »die Wertungen und Sichtweisen der Zeit zu übernehmen und bloß soziologisch auf gesellschaftliche Prozesse zurückzuführen, werden diese Wertungsmuster und Perspektiven selbst als Produkt sozialer Wandlungsprozesse analysiert und dadurch kritisch relativiert« (Kögler 1994 S.13). In diesem Sinne muß auch seine Vernunft- und Subjektkritik verstanden werden, als eine Kritik der Einschränkung menschlicher Möglichkeiten durch bestimmte menschliche Verhaltensmodelle, die zur Norm (Normalität) erhoben werden.

Nach Kögler gelingt es Foucault nur insofern sich in der Tradition der Aufklärung zu verorten, als er die Aufklärungsphilosophie seit Kant in zwei Stränge teilt. Den einen Denktypus bezeichnet er als Analytik der Wahrheit, der versucht, allgemein verbindliche und universalgültige Vernunftregeln zu bestimmen und den anderen als Ontologie der Gegenwart, welcher um eine Analyse der historisch-konkreten gesellschaftlichen Voraussetzungen des Denkens und der Erfahrung bemüht ist. Sich selbst ordnet Foucault in der zweiten philosophischen Linie ein. Hier wird bereits deutlich, daß Foucault Aufklärung nicht als einen einmaligen historischen Vorgang oder als eine, mit Beginn der Postmoderne zu Ende gegangene Epoche begreift, sondern als prinzipiell unabgeschlossene (Selbst-) Kritik des Denkens.

»Nicht die Treue zu doktrinären Elementen ist der Faden, der uns mit der Aufklärung verbinden kann, sondern die ständige Reaktivierung einer Haltung

- das heißt, eines philosophischen Ethos, das als permanente Kritik unseres historischen Seins beschrieben werden könnte.« (Foucault 1990 S.45)

Die Kritik ist für ihn das Medium der Vernunft oder - in seinen Worten - »das Handbuch der in der Aufklärung mündig gewordenen Vernunft« (Foucault 1993 S.41). Damit ist jedoch nicht eine Kritik gemeint, die auf die Freilegung universeller Bedingungen des Denkens und unveränderlicher Geltungsgrundlagen der Vernunft abzielt, wie es in der wahrheitsanalytischen Traditionslinie der Fall ist. Die ›Haltung der Moderne‹, das philosophische Ethos bezeichnet vielmehr eine Kritikform, die »eher als historische Untersuchung der Ereignisse (verstanden werden kann), die uns dazu geführt haben, uns als Subjekte dessen was wir tun, denken und sagen, zu konstituieren und anzuerkennen. (...) In diesem Sinne ist die Kritik nicht transzendental, und ihr Ziel ist nicht die Ermöglichung einer Metaphysik: sie ist in ihrer Absicht genealogisch und in ihrer Methode archäologisch.« (Foucault 1993 S.49)

Es geht ihm nicht um die Freilegung universeller Strukturen der Vernunft, sondern um eine Untersuchung der konkreten komplexen Verflechtungen von Macht und Wissen in den jeweiligen Gesellschaften. Neben der archäologischen Methode, die diskursimmanente Prinzipien und Regeln freilegt, geht er dabei auch genealogisch vor. Das heißt, er analysiert »die konkreten ›Entstehungsherde‹ (so Nietzsches Begriff) jener Diskursordnungen, deren innere Kohärenz die Archäologie heraufbefördert« (Kögler 1994 S.86), um die soziale Tiefendimension des kulturbeherrschenden Wahrheitswillens freizulegen. Die Genealogie analysiert Phänomene von Macht und Herrschaft. Dies geschieht jedoch nicht um eine allgemeine Theorie der Macht, ein Grundprinzip oder gar ein historisches Subjekt als Verursacher auszuweisen. Mit Hilfe der genealogischen Methode versucht Foucault vielmehr ›scheinbar unumstößliche Wahrheiten‹ in Frage zu stellen, um den dahinter stehenden ›Willen zur Wahrheit‹ sichtbar zu machen. »Statt an den reinen Ursprung der Dinge zu glauben (...) wird nun die radikal geschichtliche und kontingente Herkunft unserer Ideen und ›Wahrheiten‹ zum Thema gemacht.« (Kögler 1994 S.87) Die Analyse der Macht nimmt sich konkrete historische Zusammenhänge vor, wie bspw. die abendländische Moderne und macht das Phänomen der Bio-Macht als deren typische Machtform sichtbar. Außerdem zeigt sie die Verflechtungen dieses Machttypus mit den vermeintlich an reiner Wahrheit und objektiver Erkenntnis orientierten Humanwissenschaften. Mit Hilfe der sich ergänzenden Methoden der Archäologie und der Genealogie macht Foucault den ›Willen zum Wissen‹ als das Machtprinzip der Moderne sichtbar, das mit Hilfe der

Diskursordnungen die Wahrheit erst als solche konstruiert und etabliert. In diesem Sinne ist es dann auch ein konsequentes Vorgehen, zentrale Begriffe der abendländischen Philosophie wie Freiheit, Vernunft und Subjekt radikal in Frage zu stellen. Dies geschieht zunächst nicht in einem inhaltlichen Sinne, sondern im Bezug auf ihre Herstellung in einem historisch konkreten Kontext.[40] Insbesondere die Erfahrungsformen des Subjekts, die durch den Humanismus als allgemeingültige propagiert werden, verdanken sich ganz bestimmten Ereignissen und Kontexten. Das heißt, die Menschenbilder, auf welche die Humanwissenschaften ihre universell gültigen Wahrheiten stützen, sind in einem langen Prozeß, in den unterschiedlichsten gesellschaftlichen Kämpfen, Strategien und Konflikten historisch entstanden. Hier zeigt sich bereits, daß die Kritik dessen, was unter Humanismus verstanden wird für Foucault ein Teil der Aufklärung ist, daß beide - Humanismus und Aufklärung - also keineswegs eine notwendige Einheit bilden. »Humanismus ist etwas ganz anderes: es ist ein Thema, oder eine Reihe von Themen, die im Laufe der Zeit zu verschiedenen Gelegenheiten in europäischen Gesellschaften wieder auftauchen; diese Themen, stets an Werturteile gebunden, variieren natürlich sehr stark sowohl bezüglich ihres Inhalts wie auch bezüglich der von ihnen bewahrten Werte.« (Foucault 1990 S.47)[41] Das heißt wiederum nicht, daß alles abzulehnen sei was jemals als Humanismus firmierte, sondern daß die ›elastischen Thematiken‹ des Humanismus aufgrund ihrer Inkonsistenz nicht als Reflexionsgrundlage des Denkens dienen können. Vielmehr müßten wir dem Humanismus »das Prinzip einer Kritik und einer permanenten Kreation unserer selbst in unserer Autonomie entgegensetzen: das heißt ein Prinzip, das im Herzen des historischen Bewußtseins liegt, das die Aufklärung von sich selbst hat.« (Foucault 1990 S.47) Es ist das Ziel dieser ›Ontologie der Gegenwart‹, die Grenzen der vermeintlich allgemeingültigen Vernunfttheorien aufzudecken, die universalistische Subjektphilosophie als historisch kontingente und damit vergängliche Erscheinung auszuweisen, und somit das reale Subjekt von den Beschränkungen der Subjektidee zu befreien.

40 In seinem frühen Hauptwerk ›Wahnsinn und Gesellschaft‹ (1961) orientiert Foucault seine Kritik noch an einer ›wahren‹ Menschennatur, die durch die Definition von Vernunft/Wahnsinn ausgegrenzt wird. Später vollzieht er eine Wende zum radikalen Historismus, da eine Kritik der ›allgemeinen‹ Vernunft sich nicht selber auf fundamentale Wahrheiten des Menschen stützen kann.

41 Als Beispiele nennt er den Marxismus, den Existentialismus und sowohl einen Humanismus des 19. Jahrhunderts der wissenschaftskritisch war als auch einen, der sich auf wissenschaftliche Erkenntnis stützte, u.a.m. Vgl. dazu Foucault 1990 S.47.

Bis hierhin hat sich gezeigt, daß Foucault sich trotz radikaler Aufklärungs-, Vernunft- und Subjektkritik offensichtlich im Rahmen seiner Aufklärungskritik selber auf ganz bestimmte Vernunft- und Subjektkategorien stützt. Tatsächlich weist er diese Kategorien in seinen späten Schriften auch positiv aus.[42] In dem Aufsatz ›Was heißt Aufklärung?‹ charakterisiert er das Ethos, das er der Ontologie der Gegenwart zuschreibt, nicht nur negativ im Sinne dessen, was es zu unterlassen gilt, sondern bestimmt auch seinen positiven Gehalt. Zurückzuweisen ist nach Foucault (wie bereits oben beschrieben) die falsche Alternative des für-oder-gegen-die-Aufklärung-Seins und die unkritische Gleichsetzung von Aufklärung und Humanismus. Das ›philosophische Ethos‹ ist nicht als grundlegende Ontologie der Menschheit zu denken, sondern als »eine historische Ontologie unserer selbst in der Moderne.« (Kögler 1994 S.9) Foucault charakterisiert es als eine Grenzhaltung, der es nicht um ein Verhalten der Ablehnung geht, sondern um Reflexion und Analyse vorhandener Grenzen. Bestand für Kant die Rolle der Philosophie darin, die Vernunft davor zu bewahren, über die Grenzen der Erfahrung hinauszugehen, so kehrt Foucault heute die kritische Frage ins positive und fragt: »Welchen Ort nimmt in dem, was uns als universal, notwendig und verpflichtend gegeben ist, das ein, was einzig, kontingent und das Produkt willkürlicher Beschränkung ist?« (Foucault 1990 S.48) Im Bezug auf das Subjekt geht es darum zu fragen, »was nicht oder nicht länger zur Konstitution unserer selbst als autonome Subjekte erforderlich ist.« (Foucault 1990 S.46) Das heißt, die Vorstellung von Freiheit ist im Rahmen dieser historisch-kritischen Haltung (auch) eine experimentelle; es ist keine rein abstrakte Freiheit des Denkens, vielmehr muß sich die konkrete Freiheit der Einzelnen im ›Test der Wirklichkeit‹ bewähren.

Der Subjektbegriff wird von Foucault im Gegensatz zur Subjektphilosophie gerade nicht als Wesen oder Natur des Menschen gedacht, sondern als Kritik der ›freiheitsberaubenden Machtpraktiken‹, die von einer philosophischen Anthropologie mit einer Definition des Mensch-Seins ausgehen.

Um die historische Kontingenz des modernen Subjektbegriffs aufzuzeigen, vergleicht Foucault in einer geschichtlichen Analyse die ›Selbsttechniken‹ der Antike mit der Subjektkonstitution der Moderne am Beispiel der Sexualität. Auch hier geht es ihm zunächst nicht um einen normativen Vergleich, sondern um die Frage, welche Rolle die gesellschaftliche Regulierung der Sexualität bei der Selbstkonstitution und Selbstidentifikation von Individuen

42 Vgl. dazu Foucault 1990 und 1994.

spielt. Zeichnet sich die moderne Subjektvorstellung vor allem dadurch aus, daß das Individuum von einem ›äußeren Schöpfer‹ nach allgemeinen normativen Sätzen und universellen Prinzipien konstituiert wird, so entspricht die ›Technik der Selbstsorge‹ der alten Griechen vor allem dem Ideal, sich aus ›eigenen Akten‹ heraus in den sozialen Zusammenhang zu stellen.[43] Hinter der Subjektvorstellung der Moderne steht ein universalistischer Moralkodex, unter den sich das Individuum bei Strafe des Selbstverlustes zu unterwerfen hat. In der Antike ist es dagegen die ›Sorge um das Selbst‹, die im Zentrum der Ethik steht. Dieser historische Vergleich dient Foucault jedoch letztlich nicht nur zur Analyse der Konstruktionsweise des Selbst, sondern auch als Folie der von ihm in seiner späten Phase entwickelten Subjektvorstellung. Dabei sind es nicht die Inhalte, sondern die strukturellen Merkmale, die ihn interessieren: der Vorrang der Praxis und die Haltung des Individuums. Nach Armin Nassehi begreift Foucault die ›Ästhetik der Existenz‹, wie er seine normative Alternative zur Subjektphilosophie der Gegenwart nennt, als eine Form der kritischen Selbstreflexion, die in der Lage ist, gegen den Einfluß der ›Bio-Macht‹ Widerstand zu leisten. Mit dem ›Vorrang der Praxis‹ betont er die Erfahrung vor der Kognition. Nicht das Subjekt ist die Bedingung der Möglichkeit von Erfahrung (wie in der Humanwissenschaft), sondern »die Erfahrung ist die Rationalisierung eines Vorganges, der selbst vorläufig ist und der in einem Subjekt mündet oder besser in Subjekten.« (Foucault in Nassehi 1995 S.226) Mit dieser Vorstellung des Vorrangs der Erfahrung kann Kognition nicht mehr im Rahmen eines transzendentalen Kollektivsingulars gedacht werden, sondern geht von den empirischen Subjekten aus.

Die ›Haltung des Individuums‹ bezeichnet das oben beschriebene Ethos, die ›Ontologie unserer selbst‹ in den je konkreten historisch-gesellschaftlichen Zusammenhängen, die in der Lage ist, sich der Bestimmung durch universalistische Menschenbilder zu widersetzen. Nur diese permanente Kritik unserer selbst, unseres (eingegrenzten) Denkens, ist in der Lage, den Technologien der Macht Widerstand zu leisten. Die konkrete Autonomie des Subjekts ist der Maßstab der Kritik, und das Individuum ist der einzige empirische Ort, an dem die ›Bio-Macht‹ gebrochen werden kann.[44] Die Freiheit und Selbstbestimmung der konkreten (empirischen) Subjekte bilden also bei Foucault die normative Basis eines legitimen Widerstandes.

---

43 Vgl. dazu Nassehi 1995.

44 Vgl. dazu Kögler 1994 und Nassehi 1995.

Die Vernunft hat in diesem Zusammenhang nicht den Charakter einer universellen Regel oder allgemeingültigen Norm, sondern entspricht eher einem an das Engagement des konkreten Subjekts gebundenen ›Aktivitätsstil‹. Das ›Wesen‹ dieser Vernunft beschreibt Foucault als Spannung zwischen den Polen geschichtlicher Bestimmtheit und potentieller Selbstbestimmung. Eine in diesem Sinne vernünftige Lebensgestaltung als freies souveränes Selbstverhältnis ist in der Lage, sich den beschränkenden Definitionen der Humanwissenschaften zu entziehen.

»Ziel der Ontologie der Gegenwart ist es, den Menschen in eine freie Selbstbestimmung ermöglichende Distanz zu den gesellschaftlich herrschenden Rationalitätsformen zu versetzen.(..) Statt der wahrheitsbezogenen Entdekkung der menschlichen Natur geht es um eine freiheitsorientierte Freisetzung von sozial geschaffenen Zwängen.« (Kögler 1994 S.7)

Die Ontologie der Gegenwart versteht Foucault als Alternativvorschlag zur universalistischen Aufklärungstradition im Sinne eines praktischen Werkzeugs, mit dem die je konkrete Wirklichkeit, mit den sich verändernden Bedürfnissen der Individuen und den wechselnden institutionellen und systemischen Machtverhältnissen, analysiert werden kann.

2. Wahrheit, Macht und Herrschaft

In ›Die Ordnung des Diskurses‹ (1993) weist Foucault die Wahr-Falsch-Differenz, neben der Unterscheidung von ›Verbot und Erlaubnis‹ und ›Vernunft und Wahnsinn‹, als ein drittes diskursives Ausschließungsprinzip in der abendländischen Moderne aus. Reflektiert man als Beispiel den sich im Laufe der Geschichte wandelnden Status der Homosexualität, so scheint es im Bezug auf die beiden ersten Unterscheidungen zunächst noch plausibel zu sein, von ›gesellschaftlich begründeten Macht- und Ausgrenzungsmechanismen‹ zu sprechen. Problematischer ist es jedoch, die Wahr-Falsch-Differenz als Machtmechanismus auszuweisen, ohne gleichzeitig Wahrheit auf Macht zu reduzieren. Foucault liefert in dem genannten Text drei verschiedene Begründungen für diese, auf die Wahr-Falsch-Differenz gestützte ›Ausgrenzungsnatur des wissenschaftlichen Diskurses‹, das heißt für die Verschränkungen von Macht und Wahrheit in der Wissenschaft. Denn entgegen dem Selbstverständnis der Humanwissenschaften (wie auch der Naturwissenschaften) geht er davon aus, daß in deren Rahmen weder eine Entdeckung und Darstellung kontextfreier Wahrheit möglich ist, noch die ›Wahrheit‹ losgelöst von gesellschaftlichen Machtverhältnissen existiert. Und erst recht die Entdeckung der ›Wahrheit des Subjekts‹ nichts zur Autonomie der Individuen beiträgt, sondern diese statt dessen nur stärker und subtiler in bestehende Macht- und Unterdrückungsverhältnisse einbindet.[45] Mit dieser Vorstellung steht Foucault in Opposition zum Verständnis der Humanwissenschaften, nach dem die wahre Erkenntnis der Vernunft und des Subjekts die Voraussetzung der Freiheit und des Glücks der Individuen sind. Gestützt auf die Methode der Archäologie weist Foucault erstens darauf hin, daß der (wissenschaftliche) Diskurs nicht einfach ›wahre‹ Aussagen entdekken und formulieren kann, sondern sich durch die Eingebundenheit in implizite diskursive Regeln den eigenen Erfahrungshorizont einschränkt.[46] Zweitens zeigt er, daß die Konstitution des ›wissenschaftlichen Subjekts‹ ihrerseits an Machtmechanismen gebunden ist. Das heißt, die Bestimmung desjenigen, der dem Diskurs angehört, sich als Experte verstehen und ›wahre‹ Aussagen formulieren darf, orientiert sich nicht an der Kompetenz, sondern wird durch eine Vielzahl sozialer Praktiken vollzogen. (Bspw. Klassenzugehörigkeit, geschlechtsspezifische Sozialisation usw.) Das dritte Argument, für die Interpretation der Wahr-Falsch-Differenz als Machtinstrument ist kein innerdiskursiver Mechanismus, sondern ein Wirkungsprinzip, das er den Willen zur Wahrheit nennt. Dieser Wille zur Wahrheit, den Foucault in der Moderne in den unterschiedlichsten Formen etabliert sieht, ›bemächtigt‹ sich zunehmend der beiden anderen Ausschließungsmechanismen (Verbot/Erlaubnis, Vernunft/Wahnsinn), und gerade diese ›Machtübernahme‹ ist charakteristisch für unsere Kultur. Das bedeutet nicht, daß Wahrheit oder Wissen mit Macht gleichzusetzen ist, sondern daß eine spezifische Verknüpfung von Macht und Wahrheit die wissenschaftlichen Diskurse der Moderne zu Instrumenten eben dieser Macht werden läßt. Als Nachweis der Bemächtigung anderer Ausschlußmechanismen durch das Wahrheitsprinzip dient ihm die zunehmende Verwissenschaftlichung aller Erfahrung. Bspw. orientiert sich die Differenz zwischen Vernunft und Wahnsinn zunehmend an der wissenschaftlichen Erkenntnis der wahren Natur des Menschen oder auch die Justiz stützt ihr Strafmaß auf medizinische Gutachten, die die Normalität oder Unzurechnungsfähigkeit des Beschuldigten feststellen.

---

45 Vgl. dazu Kögler 1994, Foucault 1993, Maihofer 1995 und Dreyfus/Rabinow 1987.

46 Vgl. zu den inneren Ordnungsprinzipien des Diskurses Foucault 1993 S.17ff

Das Verhältnis von Macht, Diskurs und Wahrheit ist m.E. in diesem Zusammenhang besonders schwer zu fassen, da Foucault diese Begriffe in einer ihm sehr eigenen Weise definiert und verwendet. So läßt sich der Wille zum Wissen, wie er den Wahrheitswillen auch nennt, möglicherweise als eine ›machtvolle Diskursform der Wahrheitserzwingung‹ begreifen, als Verquikkung von (immanenter) Machtbeziehung und wissenschaftlichem Diskurs der Wahrheitsfindung. Der Diskurs ist also nicht gleich der Macht und die Macht nicht gleich der Wahrheit. Vielmehr spricht Foucault auch von Macht-Wissens-Beziehungen. Macht und Wissen fügen sich im (wissenschaftlichen) Diskurs ineinander. Das heißt, einerseits ermöglichen Machtbeziehungen die Diskurse erst und bedienen sich ihrer als Basis, und andererseits fördert, produziert, verändert und unterminiert der Diskurs die Macht.[47]

Es scheint mir wichtig, nochmals darauf hinzuweisen, daß Foucault auch hier nicht von einer universellen Form der Macht spricht, sondern in seinen historischen Studien konkrete lokale und unmittelbare Erscheinungen von Machtverhältnissen analysiert. Erst in einem zweiten Schritt ließe sich gleichsam nach allgemeinen Verknüpfungen dieser Machtbeziehungen fragen, und aufgrund struktureller Gleichheiten möglicherweise ein komplexes Geflecht gesellschaftlicher Zusammenhänge sichtbar machen.[48]

Eine Kritik der modernen Humanwissenschaften (in archäologischer und genealogischer Form) hätte eben jene Bemächtigungsprozesse sichtbar zu machen, in denen sich wissenschaftliche Autorität mit sozialer Macht verschränkt.

Nun ist jedoch der Foucaultsche Machtbegriff keineswegs, wie im repressiven Sinne der Bemächtigung, immer notwendig mit Herrschaft gleichzusetzen, geschweige denn den Intentionen konkreter Subjekte zuzuordnen. Macht ist im Gegensatz zu Herrschaft bei Foucault ein grundlegenderes Phänomen. »Unter Macht scheint mir, ist zunächst zu verstehen: die Vielfältigkeit von Kräfteverhältnissen, die ein Gebiet bevölkern und organisieren; das Spiel, das in unaufhörlichen Kämpfen und Auseinandersetzungen diese Kräfteverhältnisse verwandelt, verstärkt, verkehrt; die Stützen, die diese Kräfteverhältnisse aneinander finden, indem sie sich zu Systemen verketten - oder die Verschiebungen und Widersprüche, die sie gegeneinander isolieren; und schließlich die Strategie, in denen sie zur Wirkung gelangen und deren große Linien und institutio-

47 Vgl. hierzu Foucault 1983 Kap.IV/2.

48 »Wie verbinden sich diese Machtbeziehungen miteinander zur Logik einer globalen Strategie, die sich im Rückblick wie eine einheitlich gewollte Politik ausnimmt?« (Foucault 1983 S.119)

nelle Kristallisierungen sich in den Staatsapparaten, in der Gesetzgebung und in den gesellschaftlichen Hegemonien verkörpern.« (Foucault 1983 S.113f)

Machtverhältnisse entstehen sozusagen aus Kräfteverhältnissen, die aufgrund unterschiedlicher individueller Fähigkeiten, sozialer Möglichkeiten und gesellschaftlichen Gegebenheiten immer schon in menschlichen Beziehungen existieren. Diese Machtverhältnisse können im Rahmen gesellschaftlicher Auseinandersetzungen in Herrschaftsverhältnisse umschlagen. Dies muß jedoch nicht notwendig der Fall sein. Es kann somit zwar eine Gesellschaft ohne Herrschaft geben, wenn bspw. die Machtverhältnisse ausbalanciert wären, aber keine Gesellschaft ohne Macht. Die gesamte lebensweltliche und institutionelle Praxis der Gesellschaft ist von Machtverhältnissen durchsetzt. Diese Prämisse der immer vorhandenen Machtbeziehungen wird von Foucault (so Maihofer 1995 S.121) nicht weiter begründet, da er ja, anders als bspw. Horkheimer und Adorno, nicht die Entstehung der Macht erklären, sondern ihre Struktur analysieren will; die Struktur eines historisch konkreten, lokal begrenzten Machttypus. Obwohl es nach Foucault nicht möglich ist, von der Macht zu sprechen, verwendet er diesen Terminus immer wieder, problematisiert dies jedoch gleichzeitig: »Zweifellos muß man Nominalist sein: die Macht ist nicht eine Institution, ist nicht eine Struktur, ist nicht eine Mächtigkeit einiger Mächtiger. Die Macht ist der Name, den man einer komplexen strategischen Situation in einer Gesellschaft gibt.« (Foucault 1983 S.114)

Macht ist somit nicht etwas Substantielles, läßt sich nicht mit einem ›Opfer-Täter‹ oder ›Oben-Unten‹ Schema beschreiben. Sie ist vielmehr als ein komplexes, mehrdimensionales verzweigtes Geflecht von Machtverhältnissen zu denken. Individuen befinden sich somit auch immer in mehreren unterschiedlichen Machtbeziehungen zugleich. Das heißt nicht, daß es keine gesellschaftlichen Spaltungen nach Klassen, Ethnien und Geschlechtern gäbe. Solche Herrschaftsverhältnisse sind jedoch eher als Verdichtungen und Bündelungen, also Endformen dieser Machtverhältnisse zu begreifen.[49] Eine Differenz zwischen Herrschafts- und Machtverhältnissen führt Foucault erst in seinen späten Texten aus. Darin beschreibt der Begriff Macht eher die »auf antagonistischen Interessenskonflikten basierenden, intersubjektiven Machtkämpfe (...)

49 Foucault will hier nicht bestimmten Begriffen der politischen Theorie oder der Kapitalismuskritik ihre Bedeutung absprechen, sondern vielmehr daraufhinweisen, daß solche Institutionen wie ›Staat‹ oder ›Produktion‹ nur mittels der Machtpraktiken den Zugriff auf die Subjekte erlangen können.

(und der Begriff Herrschaft) die objektiven, den Systemaspekt sozialer Verhältnisse erfassenden Herrschaftsstrukturen«. (Kögler 1994 S.112)

Im Gegensatz zu traditionellen Machtbegriffen ist Macht bei Foucault auch nicht nur versagend, destruktiv und repressiv, sondern auch produktiv und hervorbringend. Das Bild einer rein negativen Macht verdankt sich vielmehr der Vorstellung, es gäbe einen reinen ursprünglichen wahren Grund menschlicher Natur als Gegenpol des Negativen. Der Glaube an ursprüngliche Wesensmerkmale, der zu dieser polarisierenden Gegenüberstellung führt, ist jedoch seinerseits selbst ein Produkt des Machtdiskurses. Klassifikationen und ›Naturen‹ erweisen sich im Rahmen der archäologischen Kritik stets »als im Kontext von Machtstrukturen entwickelte ›soziale Konstruktionen‹« (Kögler 1994 S.96).

In diesem Sinne ist auch das ›moderne Individuum‹ ein Produkt der Macht. Das heißt nicht, daß es keine realen Individuen, mit eigenem Willen und Handeln gäbe, sondern daß das spezifisch moderne, subjektive Selbstverhältnis der Individuen erst durch die disziplinierende, normierende Überwachung der sozialisierenden Techniken moderner Macht geschaffen wird. Diese Konstituierung vollzieht sich durch die Verinnerlichung der Kontrollmechanismen und Normen, die ein machtgestützter humanwissenschaftlicher Diskurs als wesentlich und notwendig für die menschliche Identität vorschreibt.[50] Diese Annahme der ›verinnerlichten Machtkontrolle‹ ist ein zentraler Aspekt der an den Lebensfunktionen der Individuen ansetzenden ›Bio-Macht‹ der Moderne.

B. Die ›Macht zum Leben‹

1. Die Entstehungsgeschichte der ›Bio-Macht‹

Nach Hans Herbert Kögler läßt sich das Werk Foucaults grob in drei Phasen einteilen: die Archäologie des Wissens in den sechziger Jahren, die Genealogie der Macht in den siebziger und die Suche nach einer Ethik der ästhetischen Existenz Ende der siebziger und Anfang der achtziger Jahre. Den Begriff der Bio-

50 Beispiele für diesen Diskurs sind die Pädagogik, die Psychoanalyse, die Anthropologie und die Medizin, die sich zur Umsetzung und Verinnerlichung ihrer Normen auf institutionelle Strukturen wie die der Schule, der Familie, der Klinik oder der Armee stützen.

Macht prägt Foucault in den siebziger Jahren im Rahmen der Genealogie der Macht.

In dem Buch ›Der Wille zum Wissen‹ (1983) entwickelt Foucault im Rahmen einer historischen Analyse der Geschichte der Sexualität eine Kritik der sogenannten Repressionshypothese. Mit Repressionshypothese wird die Vorstellung bezeichnet, daß Sexualität im Zuge der Entwicklung der bürgerlichen Gesellschaft systematisch unterdrückt und verdrängt wurde, da sie mit der Arbeitsethik kapitalistischer Produktion nicht zu vereinbaren war. Als Folge etablierte sich in der Gesellschaft und im wissenschaftlichen Diskurs des 19. Jahrhunderts die Annahme, daß die Befreiung der Sexualität - als der unterdrückten wahren Natur des Menschen - die Voraussetzung individueller Selbstbestimmung und damit jeglicher Herrschaftskritik überhaupt sei. Foucault geht es nun im wesentlichen nicht um eine Kritik der Psychoanalyse, in der die Repressionshypothese eine zentrale Rolle spielt. Es gelingt ihm vielmehr der Nachweis, daß die ›Befreiung der Sexualität‹ nicht zur Freiheit der Individuen beiträgt, sondern selbst wiederum in den Dienst einer subtilen Macht genommen wird. Einer Bio-Macht, die sich mittels der Körperlichkeit der Individuen, das heißt konkret über ihre Sexualität, des ›Lebens‹ der Einzelnen und der Bevölkerung als ganzer bemächtigt. Denn was sich hinter der ›Neugier‹ bei der Beschäftigung mit Sexualität im Zuge der Repressionshypothese tatsächlich verbirgt, ist ein neues Phänomen der Macht, das sich in »historisch bisher einzigartiger Weise der Individuen und der Bevölkerung (bemächtigt), um deren Lebensfunktionen zwecks höherer Produktivität und besserer Kontrolle zu formen und zu steigern.« (Kögler 1994 S.100) Mit diesem ›Prinzip einer lebensbezogenen Macht‹, das Foucault bereits in Ansätzen in ›Überwachen und Strafen. Die Geburt des Gefängnisses‹ (1975) entwickelte, stellt er ein Machtphänomen ins Zentrum der Analyse, das in der bisherigen Gesellschaftskritik keine Beachtung fand. [51]

Von der Antike bis zum 17./18. Jahrhundert war das ›Recht über Leben und Tod‹ ein charakteristisches Merkmal souveräner Macht. Wurde es auch in den unterschiedlichen Epochen verschieden begründet und legitimiert, so hatte doch der Souverän das ›Zugriffsrecht‹ auf das Leben seiner Untergebenen, was in dem Vorrecht gipfelte, »sich des Lebens zu bemächtigen, um es auszulöschen.« (Foucault 1983 S.162)[52] Mit Beginn der Neuzeit kommt es jedoch zu einer

51 Vgl. hierzu und zum folgenden Kögler 1994, Dreyfus/Rabinow 1994 und Foucault 1983 und 1992.

52 In den politischen Schriften der Aufklärer zu dieser Zeit geht es bspw. im vertragstheoretischen Denken immer um die Frage, wie dieses Zugriffsrecht des Souveräns auf Leben und Eigentum der Einzel-

Machtverschiebung: der ›juridische Machttypus‹ weicht einer neuen ›strategisch-produktiven‹ Form der Macht. In dieser modernen Macht geht es nun nicht mehr um das Recht, Menschenleben zu vernichten, sondern um den Zugriff auf das Lebendige als solchem und seiner Gestaltung und Formung. Nicht mehr die Negativität, die Vernichtung, der Tod stehen im Zentrum der Macht, sondern die Funktionalisierung, Regulierung, Effizienz- und Produktivitätssteigerung des Lebens der Einzelnen und der Gesellschaft bilden den Kern der Macht zum Leben. Bestand die (alte) Macht des Souveräns in dem Recht ›leben zu lassen und sterben zu machen‹, so ist die neue Macht dagegen gekennzeichnet durch die Möglichkeit ›leben zu machen und sterben zu lassen‹.

Die höchste Funktion dieser Macht ist nicht mehr das Töten, sondern die Durchsetzung des Lebens (als abstraktem) um jeden Preis.[53] Der Begriff Bio-Macht bezeichnet eine »auf die Lebensfunktionen des Individuums und der Bevölkerung abzielende Kontroll- und Produktionsstrategie von konformem Systemverhalten, das sich der Humanwissenschaften auf perfide Weise bedient.« (Kögler 1994 S.81)

Diese Macht zum Leben bildete sich im 17.-19. Jahrhundert in zwei verschiedenen Strängen aus, die beide am Körper, an der Sexualität der Individuen ansetzten. Beide schließen sich nicht aus, sondern ergänzen, unterstützen und verstärken einander. Zunächst entstand die Disziplinar-Macht, die mit Hilfe verschiedener Techniken der Kontrolle und Überwachung die Individuen in ›Disziplinen‹ wie Schule, Armee, Fabrik und Spital systemkonform abrichtete. Diese Disziplinartechnologie der Arbeit, die sich um den ›Körper als Maschine‹ drehte, wurde vom Ende des 17. bis zum 18. Jahrhundert ›installiert‹. »Seine (des Körpers, A.M.) Dressur, die Steigerung seiner Fähigkeiten, die Aus-

nen begrenzt werden könnte.

53 Damit soll nicht gesagt werden, daß der Tod in der Moderne kein Instrument von Herrschaft sein kann, im Gegenteil. Die Ideologie der Nationalsozialisten mit ihren Menschenvernichtungsfabriken konnte nur durch einen Rassismus entstehen, der sich die Perfektionierung des Lebens der eigenen ›Rasse‹ zum Ziel setzte. Gerade der deutsche Faschismus war gekennzeichnet durch eine vollständige Kontrolle, Normierung, Anpassung und Vereinheitlichung der Individuen. ›Leben‹ sollte in seiner ›reinsten‹ und insofern pervertiertesten Form verwirklicht werden; dazu war die Vernichtung ›unwerten und andersartigen Lebens‹ das Mittel. Der Massenmord an den Juden war der Ideologie nach nicht Selbstzweck, sondern war ›notwendige Folge‹ der Rassenlehre. Das Projekt Lebensborn und der Holocaust stellen die beiden äußersten Pole dieser Ideologie dar.

nutzung seiner Kräfte, das parallele Anwachsen seiner Nützlichkeit und seiner Gelehrigkeit, seine Integration in wirksame und ökonomische Kontrollsysteme - geleistet haben all das die Machtprozeduren der Disziplinen: politische Anatomie des menschlichen Körpers.« (Foucault 1983 S.166)

Ab der zweiten Hälfte des 18.Jahrhunderts bildete sich ein zweiter Strang der Bio-Macht aus, der sich nicht genuin über die Disziplinartechnologien auf die Individuen bezog, sondern eher auf den ›Gattungskörper‹, auf die Bevölkerung als ganzer. Diese Bio-Politik benutzte zwar auch die Techniken der Disziplinar-Macht, um sich im Denken, Handeln und Fühlen der Individuen festzusetzen, zielte jedoch eher auf die Kontrolle und Regulierung ›des Lebens allgemein‹, auf die kollektiven Prozesse der Spezies Mensch. Auf dieser eher politischen und ökonomischen Ebene gelingt die ›Regulierung des Lebens‹ bspw. über Mechanismen der Geburtenkontrolle, Senkung der Morbiditätsrate, Steigerung der menschlichen Produktivkraft durch die Effektivierung der Lebensarbeitszeit. Gesundheit wird nicht nur zum höchsten Gut, sondern zur Pflicht jedes Einzelnen. Es ist jedoch nicht genuin die Drohung mit dem Tod, die der Macht den Zugang zu den Individuen verschafft, sondern der Appell an die Verantwortung der Individuen für ihr Leben und das der Gattung.

Der Körper der Individuen, ihre Sexualität ist dabei der Angelpunkt, an dem sich beide Stränge vermitteln. Sowohl die Verbote und Tabus der Disziplinen (wie bspw. die Vorstellung der Masturbation als gesundheitsschädigend, die Ausgrenzung der Homosexualität als pervers und die protestantische Askese der ausschließlich reproduktionsbezogenen Sexualität) als auch die biopolitischen Regulierungsmechanismen (wie bspw. demographische Analysen, Verwaltungs- und Versicherungsmodelle und eine ›wissenschaftliche‹ Fortpflanzungs-, Vererbungs- und Rassenlehre) benutzen die Sexualität der Individuen als Angriffspunkt der Macht. »Die Sexualität befindet sich genau an der Kreuzung von Körper und Bevölkerung. Folglich gehört sie zur Disziplin, zugleich aber gehört sie auch zur Regulierung.« (Foucault 1992 S.39) Das Element, das beide Stränge über die Sexualität verbindet, ist die Norm. Waren es im ›juridischen Machttypus‹ unter Strafe gestellte Gesetze und Regeln, die der Macht zur Durchsetzung verhalfen, so ist es in der ›Normalisierungsgesellschaft‹ die (moralische) Norm, die von den Individuen internalisiert und eigenverantwortlich befolgt wird.[54]

54 Die Orientierung an (Körper- und Geschlechts-) Normen kommt besonders in jüngeren Krankheitsbildern, wie der Bulimie (Eß-/Brechsucht) und der Anorexia nervosa (Magersucht) zum Ausdruck. Ohne

Über den Zugriff auf die Sexualität findet die Macht ihren Weg bis ins Innerste der Individuen. Statt eine befreite Sexualität der Macht entgegenzustellen weist Foucault nach, daß die Sexualität selbst eine Rolle innerhalb der modernen Macht spielt.

Hier wird nun auch die eminente Bedeutung des humanwissenschaftlichen und insbesondere des medizinischen Diskurses im Rahmen dieser Macht zum Leben deutlich. »Die Medizin ist ein Macht-Wissen, das sich zugleich auf den Körper und auf die Bevölkerung richtet, auf den Organismus und auf die biologischen Prozesse.« (Foucault 1992 S.40) Sowohl das Leben der Einzelnen unterliegt über die Behandlung von Krankheit (und Gesundheit), Geburt und Tod, der Kontrolle der Medizin als auch das Leben allgemein durch medizinische Technologien der Reproduktion und Genetik. Nicht zuletzt verdeutlicht die heute scheinbar unantastbare Definitions- und Handlungsmacht im Bezug auf Leben und Tod die besondere Rolle der Medizin im Rahmen der Bio-Macht.

Für eine solche Macht, die auf die vollkommene Optimierung und Durchsetzung des Lebens ausgerichtet ist, stellen die Zufallsereignisse im individuellen Handeln und in sozialen Prozessen den größten und am schwersten zu kontrollierenden Gegenspieler dar. Geburt, Leben und Tod lassen sich selbst durch elaborierte biopolitische Mechanismen wie bspw. statistische Schätzungen, globale Messungen und umfassende Gesundheitsfürsorge nicht vollständig erfassen. In diesem Sinne gewinnt auch das Verhältnis von Leben und Tod in der Moderne eine neue Bedeutung.

2. ›Ausgrenzung‹ des Todes in der Moderne ?

Bis zum Beginn der Neuzeit war der Tod selbst in den unterschiedlichsten Ritualen und Trauerzeremonien immer ein soziales, ein öffentliches Ereignis. Phillip Ariés spricht in seinem Buch ›Die Geschichte des Todes‹ (1991) grob von vier Phasen des Umgangs mit dem Tod im Abendland.[55] Im ausgehenden Mittelalter ist der Tod noch nicht bloß ein individueller Akt. Er wird vielmehr

---

faktischen äußeren Zwang führt die kompromißlose Ausrichtung des eigenen Körpers an der verinnerlichten Norm bei den meist jungen Menschen häufig zur völligen Selbstaufgabe. Medizinstatistische Zahlen aus den 70er Jahren gehen bei Magersüchtigen von einer maximalen Heilungsquote von ca. 30 Prozent und einer Letalitätsrate von bis zu 15 Prozent aus! (Vgl. Arns u.a. 1983 S.266) Nicht zuletzt der exzessive Gesundheitskult bspw. der amerikanischen Mittelschicht oder die westliche Bodybuilding- und Diätmentalität sind Ausdruck der repressiven Anwendung internalisierter Normen.

55 Vgl. hierzu Ariés 1991 S.773 - 790.

mit feierlichen Zeremonien begangen inmitten der Familie, der Sippe, die öffentlich ihre Trauer zeigt. Der Tod ist kein persönliches Drama, sondern ein sozialer Akt, eine Prüfung für die ganze Gemeinschaft. Bis zum 19.Jahrhundert hin verändert sich der Umgang mit dem Tod langsam aber ständig - von jenem Modell des ›gezähmten Todes‹, in dem die unberechenbare ›Natur‹ des Todes sozialisiert wird, zunächst hin zum Modell des ›eigenen Todes‹, das sich mit dem Aufkommen der Kategorie des Individuums bis zum 18. Jahrhundert etabliert, in welchem der Tod zunehmend in die Privatsphäre verschoben wird. Diese Privatheit haftet auch dem folgenden Modell des ›Todes des Anderen‹ an, das sich im 19.Jahrhundert verfestigt und vornehmlich durch die Verdrängung und Verleugnung des eigenen Todes gekennzeichnet ist. Den modernen Tod bezeichnet Ariés als den ›ins Gegenteil verkehrten Tod‹. Damit ist in erster Linie die Ausgrenzung des Todes aus der Gesellschaft, aus dem öffentlichen Leben gemeint. Nur wenige Menschen sterben heute noch in ihrer gewohnten häuslichen Umgebung und öffentliche Trauer wird allenfalls noch beim Tode großer Staatsoberhäupter gezeigt. Gestorben wird entweder im Krankenhaus, wo der Tod, bis zum letzten Atemzug der Sterbenden, als Krankheit begriffen wird oder in eigens dafür eingerichteten Hospitzen, in denen die Sterbenden ›unter sich‹ sind.[56] In der Regel ist dies ein heimlicher Tod, ein einsamer Tod.

Diese ›Ausgrenzung des Todes‹ aus gesellschaftlichen Zusammenhängen ist nach Foucault ein Ausdruck der Manifestationen der Bio-Macht. Der Grund für diese Tabuisierung des Todes liegt in der Transformation der Machtbeziehungen in der Moderne. Im Rahmen des ›juridischen Machttyps‹ hatte die Macht das Recht ›leben zu lassen und sterben zu machen‹. Der Souverän konnte, wenngleich auch nicht absolut und bedingungslos, töten, wenn es ihm erforderlich schien. Das Recht zu töten stand im Zentrum seiner Macht. Der Tod war zu jener Zeit »der Augenblick, in dem man von einer Macht, der des Souveräns des Diesseits, zu einer anderen Macht überging, zu der des Souveräns des Jenseits.« (Foucault 1992 S.35) Im Absterben der den Tod begleitenden Zeremonien heute zeigt sich für Foucault jedoch, daß sich die Machtprozeduren vom Tod abgewendet haben. Denn für die ›Bio- Macht‹, in deren Zentrum die Steigerung des Lebens steht, stellt der Tod das absolute Außen dar, das Unverfügbare. Der Tod ist der Moment, »in dem das Individuum sich dieser

56 Bzw. die Betreuung der Sterbenden erfolgt dort in der Regel durch schlecht bezahlte, wenig qualifizierte Berufsgruppen, die mit den vielfältigen sozialen Problemen, die in diesem Zusammenhang entstehen, keinerlei gesellschaftliche Unterstützung erfahren.

Macht entzieht, auf sich selbst zurückkommt und sich gewissermaßen auf seinen privaten Bereich zurückzieht. Die Macht kennt den Tod nicht mehr.« (Foucault 1992 S.35. Hervorh. A.M.) Für die Macht des ›leben machens und sterben lassens‹ ist der Tod die absolute Grenze, er fällt (nach Foucault) aus dem herrschenden Machtdispositiv heraus.

C. Zur Rolle des Todes bei Michel Foucault

Diese Interpretation der Rolle des Todes im Bezug zur modernen Macht wird von Armin Nassehi in einem Aufsatz zur Bedeutung des Todes bei Michel Foucault besonders hervorgehoben.[57] Er geht davon aus, daß der Tod im Denken Foucaults eine, wenngleich nicht ausgewiesene, so doch zentrale Rolle gespielt hat. Analog zu den verschiedenen Phasen seines Werks läßt sich das Todthema bei Foucault, nach Nassehi, in drei Stadien einteilen. In der ersten Phase, in der Foucault noch sehr stark am Denken Heideggers orientiert ist, begreift er den Tod als den ›Generator von Individualität‹. Mit der ›medizinisch hergestellten Sichtbarkeit‹ des Todes durch die Pathologie am Beginn der Moderne, verliert der Tod seine mystische Fremdheit und wird zum ›erkennbaren‹, definitiven Ende des Einzelnen. Erst mit dem veränderten ›ärztlichen Blick‹ - der Möglichkeit der Leichenöffnung - wird der Tod zum ›eigenen‹. »Es ist von entscheidender und bleibender Bedeutung für unsere Kultur, daß ihr erster wissenschaftlicher Diskurs über das Individuum seinen Weg über den Tod nehmen mußte.« (Foucault 1993 S.207) Individualität generiert sich über die konkrete Sterblichkeit der Einzelnen.

In einem zweiten Stadium kündet nach Foucault die menschliche Endlichkeit vom ›Tode des Menschen‹. Im Rahmen der Genealogie der Macht hatte Foucault gezeigt, daß die Medizin (und darauf stützend die gesamten Humanwissenschaften) eine konstitutive Rolle für die Entstehung des modernen Subjektbegriffs spielten. Sofern sich diese Erkenntnisse in ihren Grundlagen nun genuin auf die Endlichkeit des konkreten Individuums stützen, ist auch die Kontingenz (und Endlichkeit) des Subjektbegriffs vorbestimmt. Mit dem ›Tode des Menschen‹ bezeichnet Foucault (in diesem Zusammenhang) nicht etwa

57 Vgl. dazu Nassehi 1995.

das Sterben der Menschheit, sondern das Verschwinden des (normativen) Subjektbegriffs der Moderne. In dieser ›Leere des verschwundenen Menschen‹ kann dann erst eine (deskriptive) Subjektvorstellung im Sinne der ›Ontologie der Gegenwart‹ zur Geltung kommen, die die wirklichen Subjekte freiläßt und so die ›Theologisierung des Menschen‹ überwindet.[58]

Im Rahmen dieser genealogischen Analyse verdeutlicht Foucault nun auch die ›Disqualifizierung des Todes‹ durch die Bio-Macht im Sinne der beschriebenen Ausgrenzung. »Jetzt richtet die Macht ihre Zugriffe auf das Leben und seinen Ablauf; der Augenblick des Todes ist ihre Grenze und entzieht sich ihr; er wird zum geheimsten, zum ›privatesten‹ Punkt der Existenz.« (Foucault 1983 S.165)

In einer dritten Phase verbindet Foucault das Ethos einer ›Ontologie der Gegenwart‹ mit einer selbstbestimmten Haltung zum Tod. »Der Tod ist für Foucault ganz im Sinne Heideggers kein Seiendes, sondern ein lebensimmanenter Bezugspunkt des Selbst« (Nassehi 1995 S.230) Den Tod, der aus der Perspektive der Bio-Macht ein Nicht-Ereignis geworden ist, will Foucault ins Licht der Selbstbestimmung der Individuen rücken. Ebenso wie für ein selbstbestimmtes Leben, so plädiert Foucault auch im Bezug auf den Tod für eine ›aktive Selbstgestaltung‹.

Nach Nassehi stellt der Tod bei Foucault kein an sich zentrales Thema dar, sondern fungiert eher als »Indikator für die Veränderung des Selbstverhältnisses des Subjekts« (Nassehi 1995 S.231). Erst unter den Bedingungen einer radikalen Individuierung der Existenz und damit auch des Todes eröffnet sich für Foucault das Widerstandspotential einer kritischen Subjektivität, der ›Ästhetik der Existenz‹.

In einer seiner zentralen Thesen betont Nassehi besonders den ›Ausgrenzungscharakter‹ der Bio-Macht im Bezug auf den Tod. Er schreibt: »Der menschliche Tod (...) spielt angesichts des Todes des Menschen (d.i. das Verschwinden des Subjektbegriffs, A.M.) letztlich keine Rolle mehr. Die Machtprozeduren und gesellschaftlichen Reproduktionsmechanismen funktionieren auch ohne Rücksicht auf den Tod von Individuen.« (Nassehi 1995 S.222. Hervorh. A.M.)

Diese Interpretation halte ich in ihrer Schärfe für zuweit gegriffen und auch gerade mit dem Konzept der Bio-Macht nicht zu begründen. Es ist zwar plausibel, daß in einer Macht des ›leben machens und sterben lassens‹ der

58 Vgl. dazu Nassehi 1995 S.220.

Tod keine zentrale Rolle zur Durchsetzung dieser Macht spielt. Aber diese Macht zum Leben kann den Tod keineswegs ›lassen‹! Vielmehr muß der Tod, mit seiner Unkontrollierbarkeit, Unfaßbarkeit und Zufälligkeit das größte Problem der Bio-Macht darstellen. Sie kann sich seiner nicht bemächtigen, ihn nicht erfassen, berechnen, ja, ihn nicht einmal beschreiben. Selbst wenn sie ihn mit Hilfe des ›ärztlichen Blicks‹ bis in die kleinste Zelle hinein verfolgt, bleibt er das unbeherrschbare, absurde Ereignis, das der Macht ihre absolute Grenze setzt. Per definitionem kann diese Macht zum Leben nur versuchen, den Tod für ihre Zwecke zu instrumentalisieren: sie muß den Tod in den ›Dienst‹ des Lebens stellen. Und genau dies wird im Hirntodkonzept versucht. Der Tod eines Menschen ist heute erst dann ›gerechtfertigt‹, wenn er mit der Spende seiner Organe wiederum dem Leben anderer Individuen dient; erst wenn er einer Medizin, einer Humanwissenschaft (Gentechnologie, Reproduktionsmedizin) zugute kommt, die das Leben allgemein berechnet, kontrolliert, optimiert, ›macht‹. Doch selbst der umfassendste Versuch, den Tod für das Leben zu vereinnahmen, kann nicht vollständig gelingen. So sehr der Tod auch Teil des Lebens sein mag, indem er bspw. für subjektive Lebensentwürfe ein konstitutives Moment darstellt, enthält er doch einen Aspekt, der sich in seiner unfaßbaren Absurdität der Macht entzieht, ja die Grenze des Lebens überhaupt darstellt.

Nassehi übersieht diesen Aspekt, wenn er bemerkt: »Diese Macht des Lebens ist es, die den Tod aus ihrem Zugriff entläßt und dem Menschen (als konkretem Einzelnen, A.M.) zurückgibt« (Nassehi 1995 S.222). Wenn der Tod des Menschen einen Teil des Lebens darstellt, kann die Macht ihn nicht entlassen. Er wird immer ihr größtes Ärgernis bleiben.

Möglicherweise resultiert Nassehis Interpretation aus dem Foucaultschen Subjektbegriff, der den Aspekt der Unverfügbarkeit des Todes nicht als Teil des Subjekts explizit berücksichtigt. Selbst eine individuelle, selbstbestimmte »Thanatopraxis« (Nassehi 1995 S.231, Fn.86) im Kontext einer ›Ästhetik der Existenz‹ hätte letztlich auch von einem Moment der Unverfügbarkeit auszugehen. Der eigene Tod ist nur bedingt gestaltbar, und diese Bedingungen sind nicht nur gesellschaftlicher Natur, nicht nur den jeweiligen Machtbeziehungen geschuldet. Jede selbstbestimmte Sterbepraxis findet ihre Grenze auch immer in der ›Natur‹ des Menschen, in seiner Sterblichkeit selbst!

Im Rahmen seiner Subjektkritik weist Foucault zwar zu Recht den ›Mythos des autonomen Subjekts‹ zurück - wonach die Individuen alleinige Urheber ihres Denkens, Fühlens und Handelns sind - und verweist auf Machtbeziehungen, in denen die Individuen wohl agieren, die jedoch den Subjekten auch als Bedingung zugrunde liegen. Damit wird zwar gesagt, daß gerade die von ihm geforderte Selbstbestimmung der konkreten historischen Individuen nur innerhalb und durch die je bestehenden Machtbeziehungen und gesellschaftlichen Verhältnisse und deren Kritik realisiert werden kann.[59] Daß sich eine Grenze subjektiver Selbstbestimmung jedoch auch aus der Unverfügbarkeit der ›inneren Natur‹ des Menschen ergibt, wird von Foucault jedoch nicht reflektiert. Eine Vorstellung von Subjektivität als Resultat eines komplexen historischen Prozesses reicht also m.E. nicht aus, um den Tod – sowohl als gestaltbare als auch als individuell und gesellschaftlich unverfügbare – Grenze menschlichen Lebens zu begreifen. Es wäre vielmehr notwendig, dem Begriff des menschlichen Individuums als Subjekt neben seinen individuellen, sozialen und relationalen Bestimmungen auch das Moment der Bedingtheit durch innere und äußere Natur zuzuordnen. Denn die Konstituierung der Individuen als Subjekte findet nicht nur ihre Ermöglichung, sondern auch ihre Grenze in der Endlichkeit des menschlichen Lebens.

Zusammenfassend läßt sich sagen, daß sich mit dem Bio-Macht-Begriff von Foucault die subtilen Machtverhältnisse, die im Hirntodkonzept zum tragen kommen, adäquat beschreiben lassen. Im V. Kapitel soll mit Hilfe der erarbeiteten Kategorien (dem Begriff der Bio-Macht, der Aufklärung und der Methode der Archäologie) versucht werden, diese Machtbeziehungen anhand konkreter Beispiele sichtbar zu machen. Auch im Bezug auf die Foucaultschen Begrifflichkeiten hat sich gezeigt, daß es notwendig ist, die theoretischen Grundlagen eines Subjektbegriffes auszuarbeiten, der individuelle, gesellschaftliche und natürliche Momente in ihren historisch-konkreten Kontexten als Konstitutionsbedingung von Subjektivität begreift. In diesem Zusammenhang ließe sich auch der Tod als ein Teil menschlicher ›Natur‹ begreifen.

In Anlehnung an die Kategorien der älteren Kritischen Theorie soll im folgenden Kapitel versucht werden, einen solchen Begriff zu entwickeln.

59 Ich möchte nochmals betonen, daß Machtbeziehungen nicht identisch sind mit repressiven gesellschaftlichen Verhältnissen. Sie stehen vielmehr quer zu den gängigen Polarisierungen - wie positiv/negativ, Herrscher/Beherrschte, universalistisch/regionalistisch, Individuum/Gesellschaft, Handlungstheorie/ Strukturtheorie -, die ihrerseits als historisch entstandene Gegensätze begriffen werden müssen.

IV. Das Eingedenken der Natur im Subjekt

Im Zusammenhang mit der ›Ausgrenzung des Todes‹ durch die Bio- Macht hat sich gezeigt, daß es notwendig ist, den Tod als einen Teilaspekt menschlicher Subjektivität zu begreifen. Und zwar als ein Ereignis, das nicht nur der gesellschaftlichen Gestaltbarkeit und der beliebigen Verfügung der Subjekte unterliegt, sondern welches auch eine Dimension der Unbegreiflichkeit und Unverfügbarkeit besitzt, die die absolute Grenze individuellen menschlichen Lebens darstellt. Bei Michel Foucault spielt, in Anlehnung an Heidegger, die Endlichkeit der Individuen eine zentrale Rolle im Rahmen seiner Ontologie der Gegenwart. Erst eine selbstbestimmte Haltung zum Leben sowie auch zum Tod, als einem ›lebensimmanenten Bezugspunkt des Selbst‹, ermöglicht den Widerstand gegen die Bio-Macht. Diese Dimension der Kritik an einem humanistischen Wesensbegriff des Menschen ist ein wichtiges Element in Foucaults Aufklärungskritik. Fraglich bleibt in diesem Zusammenhang allerdings, woher Foucault die Gewißheit der Endlichkeit der Individuen eigentlich nimmt. Er setzt zwar voraus, daß alle Menschen sterblich sind, aber auf diese Setzung reflektiert er nicht. Neben der Annahme, daß dies auch gar nicht seine Intention ist, kann davon ausgegangen werden, daß seine Terminologie eine solche Überlegung auch nicht ermöglicht. Foucault hat – zumindest im Rahmen der zitierten Texte – keinen Begriff der Natur. Vielmehr versucht er einen solchen ja gerade im Kontext der Kritik der Humanwissenschaften mit ihren universalistischen Naturbegriffen explizit zu vermeiden. Im Bezug auf den Tod, auf die Endlichkeit der Subjekte jedoch läßt sich – selbst im Bewußtsein der damit verbundenen Probleme repressiver Bestimmungen – der Gedanke an ein Moment letztlich unverfügbarer Natur nicht so leicht von der Hand weisen. Oder anders formuliert, allein die Problematik oder gar Unmöglichkeit der Bestimmung von Begriffen läßt noch nicht den Schluß der Unmöglichkeit jeglicher Gegenständlichkeit zu. Damit ist die Frage aufgeworfen, wie ein Naturbegriff aussehen könnte, der sich der Problematik der Begriffsbestimmung bewußt ist und trotzdem ein Moment unverfügbarer Natur als Bedingung menschlichen Lebens anerkennt, ohne in universelle Wesensbestimmungen menschlichen Seins umzuschlagen. Daran schließt sich dann die Frage an, wie ein Begriff des Todes aussehen könnte, der den Tod sowohl als unverfügbaren Teil menschlicher Natur als auch als Teil subjektiven Lebens begreifen könnte, welcher individueller und kollektiver Gestaltbarkeit unterliegt.

Für die Entwicklung eines Subjektbegriffs, der neben individuellen und gesellschaftlichen Momenten auch den Aspekt der Natur und in dem Zusammenhang auch den Aspekt der Sterblichkeit enthält, möchte ich auf Motive aus der älteren Kritischen Theorie zurückgreifen. Der kategoriale Rahmen stützt sich zum einen auf ihren Subjektbegriff, der, gedacht als dynamisches Vermittlungsverhältnis zwischen Individuum, Gesellschaft und Natur, sowohl Aspekte der Veränderung als auch der Unverfügbarkeit enthält. Zum anderen enthält er das Motiv des ›Eingedenkens der Natur im Subjekt‹ aus der ›Dialektik der Aufklärung‹ (Horkheimer/Adorno 1969), mit dem die Autoren im Rahmen ihrer Aufklärungskritik versuchen, das Moment der Natur auch als eine Bedingung menschlichen Lebens zu begreifen. Auf dieses Motiv möchte ich mich insofern stützen, als ich den Tod im Sinne der kreatürlichen Endlichkeit der Individuen als einen Teil der inneren Natur des Menschen begreifen möchte, um ihn in einer noch genau zu bestimmenden Weise als letztlich unverfügbaren Teil menschlichen Lebens beschreiben zu können.

Obwohl Horkheimer und Adorno diese Idee in ihrer Frontstellung gegen die Existentialontologie Heideggers weit von sich gewiesen haben, läßt sich m.E. das Motiv des ›Eingedenkens der Natur im Subjekt‹ um das Moment des ›Eingedenkens der Sterblichkeit‹ radikalisieren und erweitern.[60] Gunzelin Schmid Noerr diskutiert im letzten Kapitel seines Buches ›Das Eingedenken der Natur im Subjekt‹ (Schmid Noerr 1990) genau diesen Gedanken der Erweiterung des Motivs des Eingedenkens um den Aspekt des Todes. Insofern werde ich mich im folgenden Kapitel zentral mit seinen Argumenten und seiner diesbezüglichen Interpretation der ›Dialektik der Aufklärung‹ auseinandersetzen.

60 Eine ähnliche Forderung stellt auch F.W.Schmidt auf mit der These,"daß die Dialektik der Aufklärung weder historisch noch systematisch tief genug greift, um das fatale Mißlingen von Aufklärung zu erhellen".(Schmidt 1987 S.142)

A. Zur Klärung der Begriffe

1. Aufklärung und Vernunft

Vor dem Hintergrund des Grauens der faschistischen Diktatur in Nazi-Deutschland fragen die Autoren nach den Gründen des Umschlagens der Vernunft in Barbarei, des Mißlingens der Kultur auf ihrer höchsten Stufe. Die Formel des Eingedenkens der Natur im Subjekt stellt das Grundmotiv der ›Dialektik der Aufklärung‹ dar, mit dem die ›Selbstzerstörung der Aufklärung‹ gefaßt werden soll, die, so Horkheimer und Adorno, im Kern auf der Beherrschung der inneren und äußeren Natur beruht, die seit Anbeginn der Aufklärung die Vernunft begleitet hat. Um die Dialektik von Aufklärung und Mythos nachvollziehen zu können, schlagen sie einen Bogen von der Antike bis zum modernen bürgerlichen Subjekt, der beschreiben soll, wie die Entstehung des Denkens und des Selbstbewußtseins von Anfang an in die Herrschaft über Natur verstrickt war.[61] Subjekt-Sein bedeutet in der ›Dialektik der Aufklärung‹ zunächst einmal Herr seiner selbst zu werden, sich der inneren und äußeren Natur zu bemächtigen. Mit dem Selbstbewußtsein, der Fähigkeit zur Reflexion, ist dem Individuum zwar die Möglichkeit gegeben, sich vom Zwang der Natur zu distanzieren, diese Freiheit vom Naturzwang ist jedoch von Anfang an erkauft durch das ›Opfer der Natur‹.

»Das zum Subjekt werdende Individuum spaltet einen Teil seiner selbst (die innere Natur, A.M.) (...) von sich ab und macht diesen (...) zum Objekt seiner Beherrschung.« (Maihofer 1995 S.113) Das Selbstverhältnis des modernen Subjekts ist also dadurch gekennzeichnet, gleichzeitig Subjekt und Objekt von Herrschaft zu sein.[62] Die Befreiung des Subjekts aus diesem Naturzwang ging und geht jedoch bis heute einher mit der Naturverfallenheit der Vernunft, die sichtbar wird »in der Affirmation des Bestehenden, bloß weil es besteht.« (Schmid Noerr 1990 S.231) Mit der Kritik des ›Eingedenkens der Natur im Subjekt‹ soll ein positiver Begriff von Aufklärung vorbereitet werden, der sie

61 Nach Maihofer (1995 S.111) können die Autoren hier nur dann vom Vorwurf der Ahistorizität befreit werden, wenn ihre Beschreibungen weniger im Sinne der historischen Wahrheit, sondern vielmehr als deskriptive Aussagen über die Funktionsweise und Logik moderner bürgerlicher Herrschaft gelesen werden.

62 Dieses Selbstverhältnis führt in seiner Entgegensetzung von ›männlicher‹ Herrschaft und ›innerer‹ Natur nach Maihofer zu einem »hierarchischen Diskurs männlich-weiblich konnotierter Oppositionen« (Maihofer 1995 S.115), wie Geist-Körper, passiv-aktiv etc.

aus ihrer Verstrickung in blinde Herrschaft löst (vgl. Horkheimer/Adorno 1969 S.6).[63] Ist Vernunft einerseits in ihrer instrumentellen Form der Kern der Naturbeherrschung, so weist sie doch andererseits als Selbstbesinnung des Denkens über Herrschaft hinaus.

Die Bedeutung des Motivs bei Horkheimer/Adorno impliziert zum einen die »Kritik einer historisch-gesellschaftlichen Wirklichkeit als einer in kollektiv-bewußtloser Praxis hergestellten Naturgeschichte (und zum anderen) die Spurensuche nach einer durch sie (diese Praxis, A.M.) zugerichteten und verdrängten Natur.«(Schmid Noerr 1990 S.9) Kritisiert wird also der gesellschaftliche Umgang mit der Natur als Ausbeutungs- und Herrschaftsverhältnis. Darüber hinaus wird versucht, sich der Natur in nicht repressiver Weise zu nähern. Trägt bis hierhin die ›Naturverfallenheit der Vernunft‹ den Charakter der blanken Notwendigkeit, so erscheint ebenso der Tod, der gegenüber den Lebensentwürfen der Subjekte das reine Gewaltverhältnis darstellt, als das Gegenteil der Vernunft und als ein den Subjekten rein äußerliches Geschehen. Im Sinne dieser Logik scheint auch bei Horkheimer und Adorno der Tod als natürliche Grenze der empirischen Subjekte keine Rolle zu spielen. Vielmehr verwenden sie den Begriff des Todes gleichbedeutend mit dem der Herrschaft, was, wie schon angedeutet, vor dem Hintergrund ihrer (leibhaftigen) Erfahrungen mit dem nationalsozialistischen Genozid betrachtet werden muß.

Für die Auseinandersetzung mit der Frage, ob mit dem Motiv des Eingedenkens der Natur im Subjekt eine Anerkennung der kreatürlichen Sterblichkeit der Individuen möglich ist, ist es notwendig, die grundlegenden Begriffe dieser Denkfigur zu klären. Hier handelt es sich zunächst um den Begriff der Natur, so wie er in der materialistischen Tradition im Rückgriff auf Kant verwendet wird, und anschließend um den Subjektbegriff der Kritischen Theorie, der auch das Moment der Natur umfaßt.[64] Erst darauf aufbauend läßt sich am Ende des Kapitels ein mehrdimensionaler Begriff des Todes entwickeln, der sowohl den eher undeutlichen Todesbegriff im Rahmen der Kritischen Theorie

63 Mit der Betonung dieses Zitates knüpfe ich bewußt an eine Lesart der Dialektik der Aufklärung an, die die Autoren mit ihrer Aufklärungs-, Vernunft- und Subjektkritik selbst wiederum in der Tradition der Aufklärung verortet. Im Bezug auf die Kritische Theorie gilt es m.E. ebenso wie bereits für Foucaults Analytik der Macht, die ›falsche Alternative‹ von Aufklärungsgesinnung auf der einen Seite und Vernunftkritik auf der anderen Seite zurückzuweisen.

64 Wenn im Rahmen dieser Arbeit von der ›Kritischen Theorie‹ die Rede ist, dann sind damit immer Horkheimer und Adorno gemeint.

erhellt als auch die Diskussion um das Hirntodkonzept differenzierter aufzuschlüsseln vermag.

2. Der Naturbegriff

Gunzelin Schmid Noerr setzt sich in seinem Buch ›Das Eingedenken der Natur im Subjekt‹ (vgl. Gunzelin Schmid Noerr 1990 S.9ff) explizit mit dem genannten Motiv auseinander. In seinem Vorwort führt er die ›fundamentale Zweideutigkeit des Naturbegriffs‹ der Kritischen Theorie (wie sie im obigen Zitat zu Naturgeschichte versus verdrängter Natur bereits aufleuchtet) auf ihre Anlehnung an die Naturphilosophie von Immanuel Kant zurück. Nach Gunzelin Schmid Noerr hat der Naturbegriff bei Kant mindestens zwei Dimensionen, aus denen sich in der materialistischen Interpretation darüber hinaus mehrere Ebenen ableiten.

Einerseits (1.Ebene) ist in der ›Kritik der reinen Vernunft‹ bei Kant die Natur

> »der Inbegriff der Erscheinungen als der Objekte möglicher Erfahrung. Deren gesetzmäßiger Zusammenhang wird gestiftet durch sinnliche Anschauung und Verstand. Diese schreiben der Natur die Regeln vor, nach denen sie allein erfahrbar ist.«

Auf der anderen Seite (2.Ebene) ist es in der ›Kritik der Urteilskraft‹

> »die Natur selbst, die der Sinnlichkeit und dem Verstand die Regeln vorschreibt.«(Gunzelin Schmid Noerr 1990 S.9)

Auf der einen Seite geht also Kant in der ›Kritik der reinen Vernunft‹ (Kant 1992 S.45-96, 116-125) davon aus, daß erst das Denken mit Hilfe der Anschauungsformen von Raum und Zeit und den 12 Verstandeskategorien die Sinneseindrücke und Wahrnehmungen aktiv zu Objektvorstellungen synthetisiert.[65] Das bedeutet, daß wir keinen direkten Zugang zu den Dingen haben wie sie ›An-Sich‹ sind, vielmehr nehmen wir die Natur wahr als die Welt der Erscheinungen wie sie sich ›Für-Uns‹ dank unseres Vernunftvermögens darstellt. Zwar müssen wir davon ausgehen, daß es diese an-sich-seiende Objektwelt in irgendeiner Form gibt, da sie unsere Sinne affiziert, wie Kant sagt, aber wir

65 Vgl. dazu auch Störig, Bd.2, 1984 S.52 -89; und Seminarmaterialien zum Seminar › Zur Archäologie der Natur in den Sozialwissenschaften‹ E.Becker/J.Ritsert, am Fb 03, WS 95/96, Info 1-3; und Ritsert (1991), Studientexte zur Sozialwissenschaft, Sonderband 6, S.10 -22.

können darüber keine Aussagen machen, weil die Formprinzipien der Anschauung und des Verstandes immer schon notwendige (universelle und insofern objektive) Voraussetzungen unserer Erkenntnis sind. Daraus schließt Kant dann, daß objektive Gesetzmäßigkeiten (Naturgesetze wie bspw. die der Mathematik und Physik) ausschließlich aus unseren Verstandesbegriffen abgeleitet werden können.

»Denn wenn uns die Sinne etwas bloß vorstellen, wie es erscheint, so muß dieses Etwas doch auch an sich selbst ein Ding, und ein Gegenstand einer nicht sinnlichen Anschauung, d.i. des Verstandes sein, d.i. es muß eine Erkenntnis möglich sein, darin keine Sinnlichkeit angetroffen wird, und welche allein schlechthin objektive Realität hat, dadurch uns nämlich Gegenstände vorgestellt werden, wie sie sind, dahingegen im empirischen Gebrauche unseres Verstandes Dinge nur erkannt werden wie sie erscheinen.« (Kant ›Kritik der reinen Vernunft‹ 1992 S.279/ 280, Fußnote)

Das heißt, Kant hat also zunächst die Möglichkeit einfacher, direkter Erkenntnis zugunsten subjektiven Erkenntnisvermögens zurückgewiesen und erst die dem Verstand zugrundeliegenden objektiven Strukturen als Basis möglicher Erkenntnis anerkannt.

Bezüglich der materialistischen Interpretation der Kritischen Theorie bedeutet dies, daß das Individuum sowohl Subjekt als auch Objekt der Herrschaft über Natur ist. Für Horkheimer und Adorno ergibt sich hieraus nun ein mehrdimensionaler Naturbegriff. Auf der einen Seite gibt es die beiden Ebenen der ›ersten und zweiten Natur‹, wobei die erste Natur ›das der Vernunft entgegengesetzte‹ darstellt, also die bedrohliche innere oder äußere Natur, und die zweite Natur, die unbeherrschte Gewaltförmigkeit des sozialen Prozesses selbst (pejorative Dimension). Auf der anderen Seite bezeichnet Natur den Bereich des ›Nicht-Identischen‹, welcher der instrumentellen Vernunft Einhalt gebieten kann (normative Dimension). (Vgl. Schmid Noerr 1990 S.11)

Die normative Ebene des Naturbegriffs wird für die Bestimmung des Todesbegriffs und seiner Verwendung in der Diskussion um das Hirntodkonzept eine zentrale Rolle spielen. Trotzdem ist gerade diese Vorstellung aus zwei Gründen problematisch. Zum einen weil die oben benannte Kluft (zwischen Natur ›An-sich‹ und Natur ›Für-uns‹) auch hier ihre Gültigkeit besitzt, das heißt, wir stehen auch hier vor der Frage, wie können wir uns, wenn überhaupt dieser ›unberührten‹, vorgängigen Natur nähern? Und zum andern, weil sich, selbst wenn eine Annäherung möglich wäre, aus Faktizität nicht unvermittelt Normen ableiten lassen. Inwiefern hier von Normativität die Rede sein kann, wird noch im folgenden zu klären sein.

Es ist wichtig festzuhalten, daß diese verschiedenen ambivalenten Ebenen des Naturbegriffs im Rahmen des Subjektbegriffs der Kritischen Theorie erhalten bleiben. Adorno und Horkheimer beschreiben das Subjekt als eine dynamische Konstellation von Individuum, Gesellschaft und Natur. Das Eingedenken der Natur im Subjekt muß sich also sowohl auf die Erscheinungen der Natur ›Für-uns‹ als auch auf ihren unverfügbaren Bereich beziehen. Wenn der Tod als ein Teil der menschlichen Natur begriffen werden soll, muß der Begriff des Todes analog zur Widersprüchlichkeit des Naturbegriffs entfaltet und im Subjektbegriff verortet werden. Erst vor diesem Hintergrund wird die Schwierigkeit des ›Eingedenkens der Sterblichkeit‹ deutlich, die sich sowohl in der Diskussion des Hirntodkonzeptes als auch im Text von Gunzelin Schmid Noerr ergeben.

3. Der Subjektbegriff

a) Die Kritik des bürgerlichen Individualismus

Der Subjektbegriff findet in den Texten der Kritischen Theorie eine doppelte Verwendung. Auf der einen Seite kritisieren die Autoren den historisch, konkreten Typus moderner bürgerlicher Subjektivität, der sich im Rahmen spätkapitalistischer Vergesellschaftung als Auflösung jeglicher Persönlichkeit darstellt. Es ist ihre Absicht, dem ›bürgerlichen Individualismus‹ seine selbstzerstörerischen Tendenzen entgegenzuhalten. (Vgl. dazu Daniel 1981 S.133) Entgegen der Verkündigung des Bürgertums, die Freiheit des Individuums zu verwirklichen, zielt die kapitalistische Vergesellschaftung darauf ab, die Besonderheit der Individuen einzuebnen und »unbeschränkt leistungsbereite und anpassungsfähige, ›subjektlose Subjekte‹ zu schaffen«. (Vgl. ebd. S.135) In der verwalteten Welt der Industriegesellschaft stellen sich die Institutionen, die ursprünglich als Garant von Gleichberechtigung gegenüber der Willkür feudalistischer Herrschaft geschaffen wurden, den Individuen als Zwang entgegen, indem sie vollständig von den persönlichen Qualitäten und Besonderheiten der Einzelnen abstrahieren. Unter den historisch-konkreten Bedingungen der Vergesellschaftung im Spätkapitalismus, deren wesentliches Merkmal für Adorno das Tauschprinzip ist,[66] entwickelt sich das Institutionengefüge zu einer Übermacht der Allgemeinheit gegenüber den Individuen, deren Möglichkeiten zur

Selbstverwirklichung dadurch untergraben werden. Nicht die Institutionen stehen im Dienste der Einzelnen in der Gesellschaft, sondern die verwaltete Welt wird zum Selbstzweck, erhebt sich zur zweiten Natur, die den Individuen nur noch als Zwang entgegensteht.

Auf der anderen Seite dient Adorno und Horkheimer als Maßstab der Kritik an diesen Verhältnissen selbst wiederum ein Subjektbegriff, der ein Vermittlungsverhältnis zwischen Einzelheit und Allgemeinheit darstellt. Dieser Subjektbegriff enthält als kritisches Moment das Motiv des ›Prinzip des Selbst‹ und außerdem, und das ist für diese Arbeit besonders wichtig, die Vorstellung des ›Eingedenkens der Natur im Subjekt‹. Das Vermittlungsverhältnis dieser nun mehr drei Momente des Subjektbegriffs, des individuellen, des gesellschaftlichen und des natürlichen, soll jetzt noch näher ausgeführt werden.

b) Das Subjekt als dynamische Konstellation von Individuum, Gesellschaft und Natur

Nach Adorno kann die rein strategische Bezugnahme Einzelner aufeinander kein Prinzip von Vergesellschaftung sein. Das heißt, selbst die verwaltete Welt der Industriegesellschaft bedarf der Individuen als jener Gegenüber, die nicht vollständig in ihren Funktionen für die Allgemeinheit aufgehen. So wie der Begriff der Gesellschaft für Adorno qualitativ mehr bedeutet als nur die Einheit der Summe ihrer Einzelelemente, lassen sich auch ihre Charakteristika gerade nicht reduktionistisch auf die Handlungen einzelner Individuen zurückführen. Eine Gesellschaft bedarf bestimmter Formen der wechselseitigen Anerkennung der Subjekte als Subjekte untereinander, die sich auch in den Institutionen widerspiegeln. Adorno dient das Beispiel der Familie zur Beschreibung eines Bereiches innerhalb der Gesellschaft, der nicht rein nach den Gesetzen der instrumentellen Vernunft funktionieren kann. Vielmehr lernen die Individuen in diesen oder ähnlichen Zusammenhängen erst die Fähigkeiten, die ihnen soziales Handeln ermöglichen. Es ist gerade ein wesentlicher Vorgang im sozialen Prozeß, Handlungen aktiv aufeinander zu beziehen. Das heißt, es erfordert Kreativität und Einfühlungsvermögen, um sich unter einer Vielzahl von Bedeutungsinhalten für eine Handlung zu entscheiden. Gerade dieser aktive Prozeß der

66 Die Frage der Ursache dieser Übermacht der Verhältnisse, die Adorno im Tauschprinzip als dem historischen Konstituens kapitalistischer Vergesellschaftung angelegt sieht, kann hier nicht thematisiert werden. Vgl. dazu Adorno 1979 S.10ff und S.440ff und Daniel 1983 Kap.7.

Entscheidung kann nicht funktionalisiert und durchstrukturisiert, anhand vorgegebener schematischer Verhaltensmuster vollzogen werden und läßt sich also auch nicht als ein reines Reiz-Reaktionsverhalten erklären. (Vgl. Ritsert 1988 S.197ff)

Dieser Zusammenhang zwischen Individuum und Gesellschaft, den Adorno selbst für bestehende gesellschaftliche Verhältnisse als notwendige Konstitutionsbedingung begreift, spiegelt sich auch innerhalb seines Subjektbegriffs wider.

In den ›Soziologischen Exkursen‹ entfalten Horkheimer und Adorno den Zusammenhang der drei Momente des Begriffs.[67]

Das ›Mißverständnis des bürgerlichen Individualismus‹ bezeichnet danach zunächst die Vorstellung, daß das Individuum vollständig unabhängig von gesellschaftlichen Voraussetzungen her gedacht werden könnte.

> »Der Glaube an die radikale Unabhängigkeit der Einzelnen vom Ganzen ist in der Tat bloßer Schein.« (Institut für Sozialforschung 1972 S.47)
>
> »Noch die biographische Einzelperson ist eine soziale Kategorie. Sie bestimmt sich einzig innerhalb eines Lebenszusammenhanges mit anderen, der ihren Sozialcharakter bildet; erst in ihm hat ihr Leben unter gegebenen gesellschaftlichen Bedingungen Sinn; erst in ihm ist sie, die soziale Charaktermaske möglicherweise auch Individuum.« (Ebd. S.43)

Die Zugehörigkeit zu einem gesellschaftlichen Ganzen bestimmt also in einem hohen Maße die Wünsche, Hoffnungen, Phantasien und Handlungen eines jeden Einzelnen und bildet die Voraussetzung einer gelungenen Individuierung. Selbst die scheinbar kleinste Einheit der Gesellschaft, das Individuum, bedarf des Bezugs zur Allgemeinheit, um seine Ich-Identität entwickeln zu können. Nur innerhalb und durch soziale Beziehungen erlangt es die Fähigkeit zur Kreativität und Spontaneität. Ebenso jedoch, wie (auf der allgemeinen Ebene) die Gesellschaft ihres Gegenpols, des Individuums, bedarf, geht auch das Subjekt (auf der individuellen Ebene) nicht allein in seinen gesellschaftlichen Bestimmungen auf, sondern bedarf zu seiner Selbstverwirklichung auch der Fähigkeit der Reflexivität, aus der sich Selbstbewußtsein unter bestimmten gesellschaftlichen Bedingungen erst entwickeln kann. Diese Fähigkeiten faßt Adorno unter der Formel des ›Prinzips des Selbst‹ zusammen. Er geht davon aus, daß Menschen in der Lage sind, »sich zu sich selbst und zu den Bedingungen (ihrer) Existenz, insbesondere auch zu gesellschaftlichen Einflüssen und Prägungen denkend und handelnd« (Daniel 1981 S.139) in Beziehung zu setzen. Damit ist das

67 Vgl. Institut für Sozialforschung 1972 Kap.2 und 3 und Daniel 1981 S.133ff.

Individuum für Adorno auch die Instanz der ›Autonomie‹, und zwar im doppelten Sinne, sowohl der Freiheit als auch der Selbstgesetzgebung.

Auf der einen Seite ist also der Mensch für Adorno immer schon ein gesellschaftliches Wesen, vorbestimmt und eingebunden in soziale Verhältnisse, und auf der anderen Seite ist er in der Lage, selbstbestimmt zu handeln und sich reflexiv auf sich und seine Umwelt zu beziehen. Damit sind nun zwei Momente des Subjektbegriffs zueinander in Beziehung gesetzt, das individuelle und das gesellschaftliche. »Das Verhältnis von Individuum und Gesellschaft läßt sich aber auch nicht trennen von dem zur Natur.« (Institut für Sozialforschung 1972 S.43) Gemeint ist hier sowohl die innere Natur im Sinne der Körperlichkeit und des Triebgeschehens als auch die Notwendigkeit der Auseinandersetzung mit der äußeren Natur zum Zwecke der Selbsterhaltung. Auch das Moment der Natur steht in dynamischem Verhältnis zu den beiden anderen Momenten. So trifft jeder Umgang mit der äußeren Natur immer schon auf eine gesellschaftlich präformierte, und auch der Bezug zur inneren Natur unterliegt der historisch-konkreten Interpretation, der interaktiven Vermittlung durch die Sprache.[68] Und nicht zuletzt in der Organisation des Bewußtseins zeigt sich der repressive Bezug des Ichs auf das Triebgeschehen im Es.[69]

»Die Konstellation zwischen den drei Momenten ist dynamisch. Es genügt nicht, bei der Einsicht in ihre perennierende Wechselwirkung sich zu beruhigen, sondern eine Wissenschaft von der Gesellschaft hätte wesentlich die Aufgabe, die Gesetze zu erforschen, nach denen jene Wechselwirkung sich entfaltet, und die wechselnden Gestalten abzuleiten, die Individuum, Gesellschaft und Natur in ihrer geschichtlichen Dynamik annehmen. (...) ›Eine Formel, die ein für allemal die Beziehung zwischen Individuum, Gesellschaft und Natur bestimmte, gibt es nicht.‹«(a.a.O. S.43)

Das Moment der Natur wird von den Autoren im Rahmen dieses Subjektbegriffs weniger ausführlich beschrieben als die individuelle und die gesellschaftliche Ebene. Demgegenüber ist festzuhalten, daß sich der Naturbegriff in seiner ganzen Widersprüchlichkeit auch in der Beziehungsstruktur des Subjektbegriffs wiederfindet. Somit gestaltet sich die dynamische Vermittlung der drei Momente um ein vielfaches komplexer als es zunächst den Anschein hat.

68 Vgl. dazu Duden 1994

69 Horkheimer und Adorno teilen die Freudsche Strukturierung der Psyche in Es, Ich und Über-Ich, im Gegensatz bspw. zu Michel Foucault.

B. Abschaffung des Todes?

Wie oben bereits bemerkt, unternimmt Gunzelin Schmid Noerr den Versuch, das ›Eingedenken der Natur im Subjekt‹ um den Aspekt der Sterblichkeit zu erweitern.[70] Zu diesem Zweck setzt er sich mit Theoretikern verschiedener Schulen auseinander, die sich im (affirmativen oder ablehnenden) Anschluß an Heidegger mit dem Problem des Todes (in der Philosophie, Soziologie und Psychologie) beschäftigt haben. Ähnlich jedoch wie Adorno selbst in letzter Konsequenz an der ›Abschaffung des Todes‹ festhält, gelingt es auch diesen Ansätzen nicht oder nur unter problematischen Bedingungen, der Natur in den Subjekten im Sinne ihrer Sterblichkeit zu gedenken. Schmid Noerr verwendet das Motiv der ›Antinomie des Todes‹ als Grundlage für seine Kritik sowohl dieser Versuche als auch der Vorstellung Adornos.

Ich möchte nun der Frage nachgehen, inwieweit es ihm tatsächlich gelingt, mit der von ihm verwendeten Argumentation über die kritisierten Ansätze hinauszugehen und die Sterblichkeit der Individuen, als konstitutives Moment von Subjektivität zu begreifen. Ich möchte nun seinen Argumentationen insoweit nachgehen, wie es für das Thema notwendig erscheint. Das heißt, zunächst ist die Position der Kritischen Theorie im Bezug auf Heidegger zu explizieren und anschließend wird die Argumentation Gunzelin Schmid Noerr's auszuführen sein, mit der er die verschiedenen Ansätze kritisiert. Dazu werde ich kurz auf diese Ansätze eingehen. Zum Schluß werde ich die Probleme ausweisen, die seine argumentative Anlehnung an die ›Antinomie des Todes‹ mit sich bringt.

1. Der Tod als ›Möglichkeit‹ des Daseins

Beginnend mit einer Differenzbestimmung der Kritischen Theorie zur Thanatologie Heideggers, stellt Gunzelin Schmid Noerr die Metapher der ›Antinomie des Todes‹ ins Zentrum seiner Argumentation. Im Rahmen der Methode der immanenten Kritik setzt er sich mit dem Motiv des Eingedenkens der Natur im Subjekt in der Kritischen Theorie auseinander. Das heißt, er wendet die ›Kritik impliziter Herrschaftsansprüche des identifizierenden Denkens‹, die von den Autoren erhoben wird, wiederum auf deren Theorie selbst an.

70 Vgl. dazu Schmid Noer 1990.

Wie oben bereits angedeutet, spielt die Reflexion des Todes in der Dialektik der Aufklärung nahezu keine Rolle. Diese Ausblendung läßt sich nur vor dem Hintergrund der grausamen Erfahrungen der Autoren mit dem Nationalsozialismus verstehen, die auf theoretischer Ebene zu einer radikalen Frontstellung gegenüber der Existentialontologie Heideggers geführt haben. Jede Akzeptanz des Todes ist für sie zunächst gleichbedeutend mit der Anerkennung von Herrschaft.

Nach Gunzelin Schmid Noerr ist es scheinbar paradoxer Weise der ›materialistische Impuls‹ der Kritischen Theorie, der zu dieser ›Leerstelle‹ im Denken, zu dieser Nicht-Beachtung des Todes führt. Das heißt, die Autoren wenden sich insbesondere gegen die Affirmation des Todes als des Telos menschlichen Lebens, welches in Heideggers Werk eine zentrale Rolle spielt.

In seinem Hauptwerk ›Sein und Zeit‹ stellt Heidegger die Sterblichkeit des Menschen ins Zentrum seiner Analyse und stattet sie mit einer Art ›ontologischen Würde‹ aus.[71] Seine Grundvorstellung ist die der ›Geworfenheit des Menschen‹. Nachdem mit der Säkularisierung und der Kritik der Idealistischen Philosophie jegliches Vertrauen in den alles erlösenden Weltgeist preisgegeben wurde, stand der Mensch völlig allein da, ›geworfen‹ in eine unverständliche, absurde Wirklichkeit, ohne jeglichen Halt der modernen Massengesellschaft ausgeliefert. Heidegger geht es jedoch nicht um die Frage, wie Angst, Schuld und Todesgewißheit der vereinzelten Individuen existentiell zu bewältigen seien, sondern vielmehr um die ›ontologische Bestimmung der menschlichen Existentialien‹. Ein solches ›apriorisches‹ Charakteristikum des menschlichen Lebens stellt für ihn auch der Tod dar, denn anders als andere lebendige Wesen verenden wir Menschen nicht bloß, sondern sind uns unserer Endlichkeit auch bewußt und stellen unsere Lebensentwürfe darauf ab. Aus dieser ›Daseins‹-Weise erwächst die eigentliche Freiheit der Einzelnen, denn im Tod sind wir als einsame, endliche Wesen auf uns alleine zurückgeworfen. Es entsteht die Notwendigkeit zur ›Selbstsorge‹, die das ›Man‹ (die Allgemeinheit, A.M.) den Individuen nicht abnehmen kann und auch nicht abnehmen sollte. Das ›Besorgen durch das Man‹ steht der ›Selbstsorge‹ der Individuen gegenüber. Durch die ›einspringende Fürsorge‹ macht das ›Man‹ das ›Andere‹ (den Einzelnen, A.M.) zum Abhängigen und zum eventuell unbewußt Beherrschten.[72] Der Verlust der ›Selbstsorge‹ führt zum Verlust der Frei-

71 Vgl. zu den nun folgenden Ausführungen zu Heidegger: Schmid Noerr 1990 S. 233ff, Forst 1990 S.146ff und Ebeling 1992 S.11 – 57.

heit und Eigenverantwortlichkeit und damit zum Verschwinden der drei Hauptmerkmale des ›Daseins‹, nämlich der Freiheit, Individualität und Endlichkeit. Erst »die Angst (vor dem Tod, A.M.) nimmt die Welt und schenkt sie zugleich, sie zeigt Geworfenheit und Entwurf, Grenze und Möglichkeit, Sterblichkeit und Freiheit. Dies ist der Ort der endlichen Freiheit des Daseins.« (Heidegger zit. nach Forst 1990 S.152) Erst aus dieser ›eigentlichen‹ Freiheit resultiert die Möglichkeit von Verantwortung. Der Tod vereinzelt und das ›Man‹ kann davor nicht schützen.

Diese ›Sinnstiftung‹ durch den Tod als Faktizität wird von der Kritischen Theorie schon deswegen abgelehnt, weil ein solches Denken, indem es Faktizität zur Norm erhebt, individuelle Lebensentwürfe als mögliche Sinngebung verneint. Jede Möglichkeit der kollektiven Gestaltung gesellschaftlicher Verhältnisse wird aufgegeben, wenn die natürliche Sterblichkeit als einzig sinnstiftend überhöht wird.

Diese Vorstellung gilt es m. E., als emanzipativen Gedanken zu unterstreichen, denn gerade in der Sozialität der Individuen, in der Interaktion (und nur dort!) liegt die Möglichkeit mit der Angst vor dem Tode umzugehen. Damit ist jedoch nicht notwendig die Verleugnung und Verdrängung gemeint; angelehnt an den Subjektbegriff der Kritischen Theorie sind Individuen immer auch gesellschaftliche Wesen, eingebunden und (mit-) bestimmt durch soziale Beziehungen, Institutionen und gesellschaftliche Strukturen auf allgemeiner Ebene. So ist auch die Erfahrung mit dem Tod immer eine interaktive, geprägt durch den jeweiligen historisch-konkreten kulturellen Kontext. Das heißt, sowohl der reale gesellschaftliche Umgang mit dem Tod als auch das subjektive Erleben des Sterbens sind nicht rein individuell und völlig losgelöst von allgemeinen Strukturen zu begreifen. Der eigene Tod bleibt zwar für den Einzelnen das äußere, unbegreifliche »Skandalon« (Schmid Noerr 1990 S.273), aber gerade auch dieses objektive, scheinbar subjektfremde Moment des Todes wird nur im Rahmen des gesellschaftlichen Umganges mit Tod wahrgenommen.

Hier zeigt sich, daß in der Wahrnehmung des Subjekts der Tod zwar auf der einen Seite als gestaltbar erscheint, sowohl im Sinne ›positiver‹ medizinischer Möglichkeiten der Linderung von Leid als auch im ›negativen‹ Sinne des Machtmißbrauchs für Herrschaftsinteressen. Auf der anderen Seite bleibt er jedoch das unverfügbare absolute Ende jeglicher Subjektivität. Ohne beide Ebenen, die Dimension der Unverfügbarkeit und die gesellschaftliche Ebene

72 Vgl. Forst 1990 S.151.

als solche aufzulösen, gilt es zu fragen, in welchem Verhältnis sie zueinander stehen. Also bspw., inwieweit der Tod als Grenze individuellen Lebens und evtl. darüber hinaus auch als ›bedingt sinnstiftend‹ für die individuellen Lebensentwürfe angesehen werden kann, ohne daß daraus eine Affirmation bestehender Verhältnisse resultiert.[73]

Gunzelin Schmid Noerr beschreibt die Thanatologie Heideggers als den Versuch, die für die Wissenschaft des 19. Jahrhunderts typische Vernachlässigung des Todesthemas aufzuheben, ohne jedoch der Hoffnung auf Unsterblichkeit Raum zu geben, so wie es die christlichen Thanatologien taten. Der Kritischen Theorie gilt diese Vorstellung jedoch als Verklärung der »im zeitgenössischen Kapitalismus offenbar gewordenen Herrschaft des Todes.« (Schmid Noerr 1990 S.235) In Opposition zu Heidegger und vor dem Hintergrund des industriellen Massenmords der Nazis plädieren die Autoren folglich für eine ›Abschaffung des Todes‹. Diese Frontstellung gegen die Existentialontologie führt jedoch nach Gunzelin Schmid Noerr zu einer Verkürzung der geschichtsphilosophischen Konstruktion der Dialektik der Aufklärung, und zwar insofern, als die Autoren mit einem verkürzten Mythosbegriff operieren.

Die Kritik von Adorno und Horkheimer gilt dem ›Mythos‹ als Vorstellung des unentrinnbaren Schicksals menschlicher Naturgeschichte. Als Motiv, das im Mythos angelegt ist und doch über ihn hinausweist, definieren sie den ›antimythischen Zug der Abschaffung des Todes‹. Nach Schmid Noerr entsteht durch die Ausblendung anderer zentraler Merkmale des Mythos eine Polarisierung, die dem Mythos die Todeshinnahme und der Aufklärung die ›Abschaffung des Todes‹ zuschreibt. Aus dieser Polarisierung ergibt sich eine Verkürzung des geschichtsphilosophischen Entwurfs der Dialektik der Aufklärung. Mit dem Mythosbegriff wird zwar die Beherrschung äußerer und innerer Natur erfaßt, aber nicht die Verleugnung des Todes; vielmehr schlägt die Aufklärung aufgrund der Verdrängung des Todes in Remythologisierung um. »Die Dialektik der Aufklärung übersieht, daß die Verdrängung des Todes der Verwirkli-

73 Simone de Beauvoir versucht in ihrem Roman ›Alle Menschen sind sterblich‹ diese Sinnstiftung durch den Tod zu fassen, indem sie ihre Hauptperson als unsterblich weiterleben läßt. Dies ist m.E. insofern eine problematische Konstruktion, als hier versucht wird, Unsterblichkeit mit Raum/Zeit Kategorien zu beschreiben. Die leibliche Existenz und soziale Eingebundenheit ihres Protagonisten verführt die Lesenden immer wieder dazu, Unsterblichkeit als eine Möglichkeit des Lebens zu begreifen.

chung der Vernunft in der Geschichte den entschiedensten Widerstand entgegen gesetzt hat.« (Schmid Noerr 1990 S.240)[74]

Nach Schmid Noerr liegt jedoch sowohl dem Mythos als auch der Aufklärung die ›Antinomie des Todes‹ zugrunde. Das heißt, auch im Begriff der Aufklärung finden sich beide Pole wieder, sowohl der der ›Abschaffung des Todes‹ als auch der der Sterblichkeit. Diese Vorstellung spielt eine zentrale Rolle in seiner Argumentation, weshalb auch er, ebenso wie Adorno und Horkheimer, in letzter Konsequenz an der ›Abschaffung des Todes‹ festhält. Aus dem Grund möchte ich sie näher erläutern.

2. Die ›Antinomie des Todes‹

Mit der ›Antinomie des Todes‹ ist im Anschluß an Sigmund Freud und in Anlehnung an Franz Borkenau – ›Anfang und Ende, die Geschichte der Hochkulturen‹ – auf der einen Seite die Gewißheit der Sterblichkeit gemeint, die aus der Perspektive des denkenden Subjekts zugleich gewiß und doch unerfahrbar (bzw. immer nur intersubjektiv als der Tod des Anderen erfahrbar) ist, und auf der anderen Seite die Unsterblichkeitsüberzeugung des Unterbewußtseins, die ebenfalls gleichzeitig gewiß und doch unerfahrbar erscheint.[75] Die Unsterblichkeit erscheint insofern gewiß, als sie subjektiv als ›rational nicht zu widerlegen‹ erfahren wird. Wir können uns unseren Tod, also eine Welt ohne uns nicht vorstellen, denn das Bewußtsein bedarf einer Instanz des Denkens. Um uns als ›tot-seiend‹ denken zu können, müßten wir die Perspektive des Anderen einnehmen. Das heißt, der Tod als genuin eigener ist für das Bewußtsein nicht erfahrbar. Aus dieser ›Unfaßbarkeit des Todes‹ resultiert für das Unterbewußtsein die psychologische Gewißheit der Unsterblichkeit.

»Der eigene Tod ist (...) unvorstellbar, und sooft wir den Versuch dazu machen, können wir bemerken, daß wir eigentlich als Zuschauer weiter dabei bleiben. So konnte in der psychoanalytischen Schule der Ausspruch gewagt werden: im Grunde glaube niemand an seinen eigenen Tod oder, was dasselbe ist: im Unbewußten sei jeder von uns von seiner Unsterblichkeit überzeugt.« (Freud 1974 in: Zeitgemässes über Krieg und Tod, S.49)

74 Gunzelin Schmid Noerr lehnt sich hier an die Argumentation von Friedrich W. Schmidt an. Vgl. Schmidt 1987 S.130.

75 Vgl. dazu Schmid Noerr 1990 S.240ff und Schmidt 1987 S.144f.

Diese ›Antinomie des Todes‹ liegt jedoch nicht nur dem individuellen Erleben zugrunde, sondern zeichnet sich auch in der Entwicklungsgeschichte der Hochkulturen (also auf allgemeiner Ebene) ab. Diese lassen sich (so konstatiert Schmid Noerr in Anlehnung an Borkenau) nach ihrem jeweiligen Umgang mit der widersprüchlichen Todeserfahrung charakterisieren, welcher sich in den Mythen, Religionen und Weltbildern widerspiegelt. Dabei verursacht die einseitige Auflösung der Antinomie, in Verleugnung, Hinnahme oder Überwindung des Todes, nach Borkenau den Verfall der jeweiligen Kultur. Als Beispiele für eine solche einseitige Auflösung nennt Borkenau die ›Kultur der Todesüberwindung‹ im Christentum und die ›Kultur der Todesverherrlichung‹ in nachchristlicher Zeit.

Mit der Entstehung des religiösen Bewußtseins – zeitgleich mit dem Aufkommen der frühen Hochkulturen – wurde die Vorstellung des quasi diesseitigen Weiterlebens der Toten zugunsten der Unsterblichkeitsvorstellung des Geistes aufgegeben.[76] Die profane irdische Sterblichkeit wurde akzeptiert und mit der sakralen Unsterblichkeit kompensiert. Die Unsterblichkeit galt (und gilt) dem Christentum als die Bestimmung der Menschheit. Der Tod galt nicht als ›natürlich‹, sondern als ›der Sünde Sold‹, der nur durch ein diesseitiges moralisches Wohlverhalten kombiniert mit dem Opfertod des Gottessohnes in eine jenseitige Unsterblichkeit umgewandelt werden konnte. Nach der Entthronung des christlichen Gottes ist es in der Moderne jedoch nicht mehr das ›Lamm Gottes‹, das geopfert wird, sondern das Individuum selbst, das sich in der Selbstaufgabe für die Gemeinschaft verewigt, indem es seine individuelle sterbliche Hülle zugunsten der sozialen, nationalen oder rassischen Bestimmung aufgibt. In diesem Sinne spricht Borkenau von der nachchristlichen Zukunft als einer Kultur der Todesverherrlichung. »Nur wo der physischen Auslöschung das totale Zertreten und die totale Preisgabe der Persönlichkeit vorausgeht, ist der gültige Beweis erbracht, daß das Individuum ein sterbliches Nichts und die Gemeinschaft die einzige wirkliche und unsterbliche Realität ist.« (Borkenau zit. nach Schmidt 1987 S.148)

Schmid Noerr konstatiert, und darin stimmt er mit F.W. Schmidt überein, daß »in der ›Antinomie des Todes‹ und den kulturspezifischen Versuchen ihrer Auflösung (...) die grundlegenden Strukturen zu sehen (sind), die die Triebökonomie in der Geschichte der Introversion des Opfers maßgeblich bestimmten.« (Schmid Noerr 1990 S.242) In diesem Sinne fordern beide, »die Introversion

76 Vgl. dazu auch Aries 1991 S.771ff.

des Opfers (im Bezug auf den Triebverzicht) zu vertiefen, um das kulturgeschichtlich größte Opfer: die – bedingte – Hinnahme des Todes. Das Eingedenken der Natur im Subjekt in der Dialektik der Aufklärung ist zu erweitern um das Bewußtsein der kreatürlichen Endlichkeit des Individuums.« (Ebd. S.242)

Am Ende seines Aufsatzes formuliert F.W. Schmidt:

> »Zivilisation, als Bewältigung (der) Angst (vor dem Tod, A.M.), ist die fortschreitende Ersetzung des natürlichen Todes durch den selbstgemachten, den hergestellten Tod.(...) Wir müssen ›nur noch‹ vor uns selbst Angst haben (...) Wir werden nun ewig sein wie Gott, denn wir haben die Hölle in der Hand.« (Schmidt 1987 S.152)

Mit dieser Zentralstellung der ›Antinomie des Todes‹ innerhalb seiner Argumentation ist Gunzelin Schmid Noerr zwar auf der einen Seite in der Lage, die Dialektik von Mythos (Tod) und Aufklärung (Unsterblichkeit) als unzureichend zu kritisieren und das Eingedenken der Sterblichkeit auch im Begriff der Aufklärung einzuklagen. Auf der anderen Seite führt diese Zentralstellung jedoch dazu, daß er sich in seiner Argumentation ebenso auf beide Pole beziehen muß. Eine Kritik der ›Abschaffung des Todes‹ ist für ihn nur bedingt möglich, weil er die Unsterblichkeitsvorstellung als gleichwertigen Pol innerhalb der Antinomie anerkennen muß. Diese Vorstellung hat jedoch in letzter Konsequenz kein positives Wissen hinter sich, sondern bleibt eine Wunschvorstellung des Unbewußten bzw. ein Problem des Verstandes, der nicht in der Lage ist, sich den Tod vorzustellen. Mit anderen Worten: diese Antinomie muß m.E. genau als das verstanden werden, was sie ist, eine ›Antinomie des Verstandes‹, hier verstrickt sich das Denken in Widersprüche. Das ist insofern von Bedeutung, als die Antinomie im Bezug auf die menschliche Sterblichkeit keiner realistischen Wirklichkeit entspricht; die Unsterblichkeit ist eine Wunschvorstellung der Sterblichen.

Diese Ungleichgewichtigkeit beider Pole der Antinomie kritisiert Gunzelin Schmid Noerr zwar auch an verschiedenen Stellen, hält aber in Anlehnung an Adorno im Bezug auf das Leben des Geistes an ihr fest. Diese Vorstellung möchte ich kurz erläutern, denn für Adorno ist die Frage der Unsterblichkeit nicht per se abzutun.

Nach Adorno ist die Idee der ›Abschaffung des Todes‹ »in erster Linie keine szientifische Wunschvorstellung von medizinisch-technischem Fortschritt, sondern ein spekulativer Gedanke, der den notwendigen Horizont seines Begriffs der Kritik, der «bestimmten Negation darstellt." (Schmid Noerr 1990

S.263) Die Utopie der Errichtung von Freiheit und Glück bleibt bei ihm in letzter Konsequenz an die ›Abschaffung des Todes‹ gekoppelt, sie kann vor der Schwelle des Todes nicht haltmachen. Denn das Glück ist für ihn gebunden an die Kritik und die Aufhebung des bestehenden Unrechts und Leidens. Die Unsterblichkeitsvorstellung ist für ihn nicht nur ein Moment der Verdrängung, sondern auch Zeugnis der Freiheit und Selbständigkeit des Geistes. Die Logik der Selbstreflexion weist mit ihrem allgemeinen Anspruch über den individuellen Tod hinaus. Mit dem Gedanken, daß der Begriff der Wahrheit nicht an Endlichkeit gekoppelt sein könnte, ›da Wahrheit samt ihrem Zeitkern dauere‹, hält er an der Transzendenz des Geistes fest, von der er hofft, sie möge »der Einsicht vom Vorrang des Objektes kontrapunktieren.« (Adorno zit. nach Schmid Noerr 1990 S.266) Die Utopie der Veränderung bestehender Verhältnisse ist der Kern dieser ›Dialektik von Hinnahme und Verleugnug des Todes‹. (Schmid Noerr 1990 S.264)

Es ist jedoch m.E. nicht notwendig, die Utopie des Glücks an die ›Abschaffung des Todes‹ zu binden, vielmehr steckt dahinter eine problematische Gleichsetzung von Herrschaft und Tod.[77] Die Verwirklichung des Glücks ist auch und gerade im Rahmen der Endlichkeit möglich. Die Gegenüberstellung von Glück und Unsterblichkeit auf der einen Seite und Herrschaft und Tod auf der anderen ist nicht zwingend, sondern versperrt vielmehr den Blick für einen herrschaftsfreien Umgang mit dem Tod.

Die Verwendung des Motivs der ›Antinomie des Todes‹ halte ich aufgrund des quasi-ontologischen Status, den diese bei Borkenau in Anlehnung an Freud erhält, für problematisch. Freud selbst beschreibt diesen Zwiespalt von Todesgewißheit und Unsterblichkeitsüberzeugung zwar als eine konventionell-kulturelle Einstellung gegenüber dem Tod (Freud 1974 S.59), leitet sie jedoch gleichzeitig aus der ›Urgeschichte der Menschheit‹ ab. In der ›Antinomie des Todes‹, die hier als universeller Kern des kulturgeschichtlichen Entwicklungsprozesses begriffen wird, steckt, wie schon erwähnt, als zentrale Annahme die Unsterblichkeitsüberzeugung des Unbewußten. Diese ist jedoch zum einen in ihrer Gewißheit erst mit den Kategorien der Psychoanalyse begründbar und zum anderen, wie oben angedeutet, eine widersprüchliche Denkfigur, der keine tatsächliche Unsterblichkeit der Individuen entspricht. Insofern besitzt die ›Antinomie des Todes‹ weder einen ontologischen Status, noch läßt sie sich retrospektiv als Motor der gesamten Kulturgeschichte begreifen. Insofern möch-

77 Hierauf werde ich im Rahmen der Ausführungen zum Todesbegriff noch näher eingehen.

te ich meine Kritik an dem Motiv der ›Abschaffung des Todes‹ im Gegensatz zu Schmid Noerr nicht mittels der ›Antinomie des Todes‹ aufbauen.

Weiterhin halte ich es nicht für sinnvoll, von der Vertiefung des Opfers zu sprechen (wie es bei Schmidt und Schmid Noerr geschieht), da es im Grunde darum geht, die Sinnlosigkeit des Opfers aufzudecken, das ursprünglich das ›Opfer der Natur‹ war. Die mit dem Selbstbewußtsein, dem Denken möglich gewordene Freiheit vom Naturzwang war ja, wie oben beschrieben, von Anfang an erkauft durch das ›Opfer der Natur‹.

3. Eingedenken des Todes im Subjekt?

Um die verschiedenen Ansätze zu diskutieren, die sich im Rahmen der ›modernen Thanatologie seit Heidegger‹ (Ebeling 1992 S.12) mit der Frage der menschlichen Sterblichkeit auseinandergesetzt haben, stützt sich Gunzelin Schmid Noerr auf die ›Antinomie des Todes‹ als Grundmotiv seiner Kritik. Nach einem Exkurs auf Jean Baudrillard, der mit seiner ›Theorie der Simulation‹ eine Antwort auf die Frage versucht, wie eine bedingte Hinnahme des Todes aussehen könnte, wendet sich Schmid Noerr Herbert Marcuse zu. Marcuse hat in seinen Ausführungen in ›Triebstruktur und Gesellschaft‹ als erster Autor der Kritischen Theorie versucht, das Eingedenken des Todes zu konkretisieren. Doch auch bei Marcuse bleibt der Tod einer der härtesten Widersacher einer nicht repressiven Vergesellschaftung, und das Eingedenken des Todes beschränkt sich auch bei ihm allein auf die Herrschaftskritik am ungerechtfertigten Tod.[78] Seine Antwort auf die Frage des Eingedenkens ist eine theoretische und praktische Verneinung des Todes. Das läßt sich jedoch nach Schmid Noerr nicht mit der in der ›Antinomie des Todes‹ vereinbaren, die eben auch den Aspekt der Gewißheit der Sterblichkeit enthält. »Das Eingedenken des Todes kann, so wird sich erweisen, nicht allein Herrschaftskritik an ungerechtfertigten Tod sein.« (Schmid Noerr 1990 S.262) Doch wie kann ein »Normalverhalten zum Tode«, eine »bedingte Hinnahme des Todes« aussehen, wenn der Tod »gleichzeitig der Kern aller gesellschaftlichen Repression sein soll?« (Ebd. S.262)

An diesem Zitat wird m.E. deutlich, daß auch Gunzelin Schmid Noerr keine Trennung von Herrschaft und Tod vornimmt. Auch für ihn ist die Vorstellung des herrschaftsfreien Sterbens undenkbar, der Tod bleibt für ihn ›Kern al-

78 Vgl. Marcuse 1990 S.228 und Schmid Noerr 1990 S.259.

ler gesellschaftlicher Repression‹, und ein Normalverhalten zum Tod ist nur vor diesem Hintergrund denkbar.

Außerdem steckt in jeder umstandslosen Gleichsetzung von Herrschaft und Tod, sei es bei Adorno oder auch bei Schmid Noerr, letztlich ein ›naturalistischer Fehlschluß‹. Denn es eignen sich alle möglichen körperlichen Merkmale zur Stigmatisierung im Rahmen von Vorurteilen, seien es die Nasenlänge, die Hautfarbe oder die Geschlechtsorgane, ohne daß sich Herrschaft in irgendeiner Form darauf zurückführen ließe. So wie es im Rahmen der Kritik rassistischer oder sexistischer Herrschaftsverhältnisse nicht darum geht, die biologischen Fakts aufzuheben, sondern die Repression zu kritisieren, macht es auch hier keinen Sinn, den Tod abzuschaffen. Zentrale Frage ist also nicht die nach Abschaffung oder Akzeptanz des Todes, sondern die nach der Gestaltung gesellschaftlicher Verhältnisse im Bezug auf den Tod. Denn jede Form des Sterbens unterliegt der bewußten menschlichen Ausgestaltung, sowohl im positiven als auch im negativen Sinne. Präziser formuliert muß der Umgang des Menschen mit der bewußt wahrgenommenen und doch letztlich unhintergehbaren Grenze individuellen menschlichen Lebens hinterfragt werden. Diese Widersprüchlichkeit des Todes, gleichzeitig gestaltbar und doch unverfügbar zu sein, müßte in einem Begriff enthalten sein, der den je konkreten gesellschaftlichen Umgang mit dem Tod beschreibt.

Für Gunzelin Schmid Noerr stellt sich hier jedoch zunächst eine andere Frage, nämlich wie sich das Dilemma lösen läßt, das zwischen der Position der Kritischen Theorie einerseits und der Existentialontologie Heideggers andererseits entstanden ist.

Mit Dilemma ist die Diskrepanz gemeint, daß Heidegger zwar den Tod als letztlich unhintergehbar und unverfügbar hinnehmen kann, ihn aber mit einer ontologischen Würde ausstattet und damit Gefahr läuft, jegliche Utopie der Veränderung zu untergraben, Adorno jedoch den Tod zwar seiner ontologischen Struktur entkleidet, also in der Lage ist, bestehende Verhältnisse zu kritisieren, was er jedoch nur auf Kosten der Annahme der notwendigen ›Abschaffung des Todes‹ erreicht. Damit verstellt er sich die Möglichkeit, den Tod als Teil der menschlichen Natur zu begreifen, der sehr wohl, wenngleich keine ontologische, so doch eine bedeutende Rolle im Bezug auf die Lebensentwürfe der Individuen spielt. Die ›Antinomie des Todes‹, so konstatiert Gunzelin Schmid Noerr, führt offensichtlich aus diesem Dilemma nicht hinaus. Insofern sucht er nach einer Terminologie, die es erlaubt, das obige Dilemma zu lösen, das heißt, an der Utopie der Abschaffung von Leid und Elend festzuhalten, ohne für die ›Abschaffung des Todes‹ plädieren zu müssen. Um also die Auswirkungen auf die Lebensplanung der Einzelnen, das heißt also, eine ›bedingte‹ Sinnstiftung des Todes fassen zu können, versucht er, an der Endlichkeit des menschlichen Daseins ›als einem Moment des Utopischen selbst‹ festzuhalten. Die Endlichkeit ist für ihn eine universale, formale Seinsstruktur der menschlichen Existenz. Nicht erst der Tod, als das Ende des Lebens, sondern bereits jede freie Handlung ist die Herstellung von Endlichkeit, insofern sie andere mögliche Handlungsoptionen ausschließt. Somit stellt »die Perspektive der Endlichkeit (...) (für ihn, A.M.) eine notwendige Bedingung der Konstitution von Sinn dar.« (Ebd. 1990 S.268)

Mit der terminologischen Differenz zwischen Endlichkeit und Tod – die ursprünglich von Jean Paul Sartre stammt[79] – gelingt es Schmid Noerr jedoch nur bedingt, den Tod als bedeutsam für die subjektiven Lebensentwürfe der Einzelnen zu fassen. Denn der Tod gewinnt in diesem Kontext keine Bedeutung als genuin eigener Tod, sondern erst über die Begegnung mit dem Anderen, dem Tod des geliebten oder gehaßten Gegenübers. »Indem meine Handlungsentwürfe sich auf die Erwartungen jeweils Anderer beziehen, die ich antizipiere, übernehme ich auch den Blick der Anderen, für die ich nicht mein Für-mich, sondern sterbliche Natur bin.« (Schmid Noerr 1990 S.271). Der Tod wird so zwar zu einer ›sozialen Beziehung‹ und erfährt darüber Anerkennung, aber es gelingt nicht den Tod der Einzelnen als konstitutiv für die jeweilige Subjektivität zu begreifen. Das wäre erst mit einem Subjektbegriff möglich, der den Tod als Teil der menschlichen Natur bereits enthält. In der hier verwendeten Vorstellung der ›rein intersubjektiven‹ Bedeutsamkeit des Todes wäre der eigene Tod ungeschützt der Sinngebung durch Andere ausgeliefert. Genau dies ist jedoch eines der Probleme des Hirntodkonzeptes, in dessen Rahmen der Tod nur »erlaubt« scheint, sofern er anderen dient. Das heißt, auch mit der terminologischen Differenz zwischen Endlichkeit und Tod läßt sich das oben genannte Dilemma nicht lösen. Es bleibt die Frage bestehen, inwieweit der Tod als faktisches Ende in die Sphäre des Sozialen und konkret in die subjektiven Lebensentwürfe der Einzelnen eingreift.

79 Jean Paul Sartre versteht unter Endlichkeit ein synchrones Verhältnis von Wirklichkeit und Möglichkeit, und unter Tod ein diachrones Verhältnis von Möglichkeit und Nicht-Möglichkeit. Endlichkeit ist somit eine grundlegende Struktur menschlichen Daseins – im Sinne der durch Auswahl begrenzten Handlungsoptionen – und der Tod bleibt eine reine, nicht-ontologische Faktizität.

Mit einem Subjektbegriff, der über einen impliziten Naturbegriff auch die Ebene der Faktizität des Todes enthält, läßt sich ein solcher ›Grenzgang‹ möglicherweise denken.

Konsequent orientiert an der Identität von Herrschaft und Tod jedoch plädiert Gunzelin Schmid Noerr am Ende des Kapitels für eine bedingte Hinnahme des Todes als Horizont der Endlichkeit, die mit einer gesellschaftlichen Anstrengung zur Abschaffung der Todes (der Todesangst und der damit verbundenen Herrschaft und Gewalt) verknüpft ist. »Der Tod ist abschaffbar innerhalb seines Rahmens der Nicht-Abschaffbarkeit; das Eingedenken der Unausweichlichkeit des Todes ist der Leitfaden seiner Abschaffung.« (Schmid Noerr S.275)

In diesem Schlußzitat wird noch einmal sehr deutlich, daß der Todesbegriff bei Gunzelin Schmid Noerr keine Möglichkeit bietet, zwischen repressiven Aspekten des Todes, die gesellschaftlichen Verhältnissen geschuldet sind und dem Aspekt seiner Unverfügbarkeit – der zwar Angst und Schmerz verursachen kann, aber nicht herrscht – zu unterscheiden. Das ›Eingedenken des Todes im Subjekt‹ gelingt ihm nur bedingt, und diese Bedingtheit resultiert aus dem Grund, daß er den Begriff des Todes, genau wie Adorno und Horkheimer, gleichbedeutend mit Herrschaft verwendet. Mit der Orientierung an der ›Antinomie des Todes‹ als Basis seiner Argumentation gelingt es ihm zwar, die Polarisierung von Mythos und Sterblichkeit auf der einen Seite und Aufklärung und Unsterblichkeit auf der anderen Seite in Frage zu stellen. Das obige Dilemma kann er jedoch damit nicht lösen, da er sich selbst auch an beiden Polen der Antinomie orientieren muß. Das heißt, er kommt, solange er an der ›Antinomie des Todes‹ festhält nicht umhin, für die Unsterblichkeit, also die ›Abschaffung des Todes‹ plädieren zu müssen. Jedes Eingedenken der Sterblichkeit im Subjekt bleibt auf diesem Weg im obigen Dilemma gefangen.

Zum Gelingen des ›Eingedenkens der Sterblichkeit im Subjekt‹ scheint es also notwendig zu sein, einen Todesbegriff zu formulieren, der einen differenzierten Blick auf das Verhältnis von Herrschaft und Tod erlaubt.

C. Der Begriff des Todes

Für die Bestimmung eines solchen Todesbegriffs möchte ich nochmal an ein entscheidendes Zitat von Adorno und Horkheimer erinnern, in welchem sie das ›Eingedenken der Natur im Subjekt‹ beschreiben.

> »Die Konstellation zwischen den drei Momenten (des Subjekts, A.M.) ist dynamisch. Es genügt nicht, bei der Einsicht in ihre perennierende Wechselwirkung sich zu beruhigen, sondern eine Wissenschaft von der Gesellschaft hätte wesentlich die Aufgabe, die Gesetze zu erforschen, nach denen jene Wechselwirkung sich entfaltet, und die wechselnden Gestalten abzuleiten, die Individuum, Gesellschaft und Natur in ihrer geschichtlichen Dynamik annehmen. (...) › Eine Formel, die ein für allemal die Beziehung zwischen Individuum, Gesellschaft und Natur bestimmte, gibt es nicht.‹ «(Institut für Sozialforschung 1972 S.43)

In der Orientierung an diesem Subjektbegriff zeigt sich nun die entscheidende Schwierigkeit des ›Eingedenkens des Todes‹, nämlich die Menschen als sterbliche zu begreifen, ohne ihnen ihren Subjektstatus abzusprechen. Keines der drei Momente kann aus der dynamischen Konstellation herausfallen oder hervorgehoben werden, ohne den Begriff entscheidend zu verändern. Begreift man die Individuen als selbstbestimmte Subjekte und gesellschaftliche Wesen mit lebendiger Körperlichkeit – was m.E. der Kern des dynamischen Subjektbegriffs der Kritischen Theorie ist – so erscheint die unvermittelte Überbetonung eines der drei Ebenen als problematisch. Menschen sind weder nur Natursubstrat noch ausschließlich geistige Wesen, geschweige denn das reine Produkt der Gesellschaft, des Diskurses oder gar der ›Macht‹ im Sinne Foucaults. Für die menschliche Natur bleiben gerade auch innerhalb dieser dynamischen Konstellation die widersprüchlichen Ebenen des Naturbegriffs enthalten. Das heißt, selbstredend läßt sich jede Form der Körperlichkeit, so auch der Tod, ausschließlich als Erscheinung ›Für-uns‹ wahrnehmen. Daraus resultiert jedoch nicht, daß das Moment der Unverfügbarkeit darin vollständig aufgeht. Gerade für die Diskussion um den Tod stellt dieses Moment des Unfaßbaren der inneren Natur die entscheidende Grundlage dar. Die Definition eines differenzierten, in Analogie zum Naturbegriff in sich widersprüchlichen Todesbegriffs bildet die Voraussetzung sowohl für die Kritik des Hirntodkonzeptes als auch für die Kritik des Motivs der ›Abschaffung des Todes‹.

Anhand des Todesbegriffs, so wie er von Schmid Noerr, Horkheimer und Adorno verwendet wird, läßt sich, wie schon gesagt, keine Differenz verdeutlichen zwischen dem Tod als Instrument von Herrschaft und dem Tod als unhintergehbarer Grenze individuellen menschlichen Lebens. Diese Differenz scheint mir jedoch unbedingt notwendig zu sein, um zum einen die Kriterien des Hirntodes angemessen beurteilen zu können und zum anderen dem Fehlschluß zu entgehen, daß jeder Tod immer auch Herrschaft bedeutet.[80] Ebensowenig wie die Natur als solche ›bedrohlich‹, ›beängstigend‹ oder auch ›schön‹ ist, übt der Tod ›An-sich‹ Herrschaft aus. Nicht Herrschaft ist eine Funktion des Todes, sondern der Tod kann ein Mittel, ein Medium der Herrschaft sein! Statt dem Tod könnte, wie die Ausführungen zur Bio-Macht gezeigt haben, auch das ›Leben‹ als solches im Zentrum von Herrschaft stehen. Insofern muß m.E. der Schwerpunkt der Kritik auf einer Problematisierung der Herrschaftsverhältnisse liegen, in deren Rahmen eine Beschäftigung mit ›Tod‹ oder auch mit dem ›Leben‹ erfolgt.

Mit der nun folgenden Bestimmung des Todesbegriffs, die an die verschiedenen Ebenen des oben ausgeführten ambivalenten Naturbegriffs angelehnt ist, läßt sich m.E. die Verflochtenheit in Herrschaftsverhältnisse genauer bestimmen.

Einerseits möchte ich den Tod als unumgängliches ›Faktum‹, als kreatürliche Endlichkeit jeglichen menschlichen Daseins begreifen (›An-sich-seiende Dimension‹).[81] Und andererseits als ›gesellschaftliches Todesverhältnis‹, als gesellschaftlichen Umgang mit dem Tod (›Tod für-uns‹).

Zum Tod im Sinne der kreatürlichen Endlichkeit gehört zunächst, daß er niemals als genuin eigener erfahrbar ist, sondern immer nur intersubjektiv bzw. gattungsgeschichtlich wahrgenommen werden kann. Als ›schlechthinnige Un-Möglichkeit des Daseins‹ (Heidegger) entzieht er sich dem Selbstbewußtsein, und selbst der Versuch, sich das eigene Nicht-Vorhandensein in dieser Welt vorzustellen, bedarf der bewußten Perspektive des Anderen. Daraus resultiert weiterhin, daß der Tod (als An-sich-seiender) auch begrifflich unverfügbar ist. Als ein Zustand des Nicht-Seins und der Unendlichkeit läßt er sich nicht verstandesgemäß erfassen, da unser begriffliches Denken die Anschauungsformen des Raumes und der Zeit voraussetzt. (Ebenso ist uns die Unsterb-

80 Vgl. dazu auch Adorno in Schmid Noerr 1990 S.235.

81 Selbstverständlich ist die ›kreatürliche Endlichkeit‹ ein Merkmal jeglichen Lebens, ob menschlichem, tierischem oder pflanzlichem. Denn die Bestimmungen ›Leben und Tod‹ und ›Mensch versus Nicht-Mensch‹ stehen m.E. quer zueinander. Auf das Verhältnis dieser beiden Gegensätze zu einander kann hier jedoch nicht weiter eingegangen werden.

lichkeit unvorstellbar, da sie auch nicht als ›zeitlose Unkörperlichkeit‹, also außerhalb von Zeit und Raum gedacht werden kann.)

Unverfügbar ist er darüber hinaus für handelnde Individuen auch noch insofern, als er die unhintergehbare Grenze individueller Lebensentwürfe und Zwecksetzungen darstellt. Mit der in der Aufklärung vollzogenen Bindung des Subjekts an seinen Körper stellt der Tod auch das absolute Ende jeglicher Subjektivität dar. Dem muß sowohl der von der Kritischen Theorie propagierte ›Vorrang des Objekts‹ Rechnung tragen als auch Foucaults Selbsttechniken der Subjekte, die hier ihre Grenze finden.

Doch genau in diesem letzten Punkt weist der ›Tod als Faktum‹, auch über seine Grenze hinaus und beeinflußt das, was ich ›den gesellschaftlichen Umgang mit Tod‹ oder das ›gesellschaftliche Todesverhältnis‹ nennen möchte. Bei dieser genannten Grenze handelt es sich ohnehin nicht um eine punktuelle, sondern um einen fließenden Übergang. In gesellschaftlichen Zusammenhängen und nicht zuletzt im Rahmen der modernen Medizin geht es auch gerade immer wieder um die Bearbeitung dieser Grenze, die doch letztlich unhintergehbar bleibt.

Mit der Frage, inwieweit die Faktizität dieser Grenze normative Bedeutung für das subjektive Handeln besitzt, steht man nun vor dem Problem, daß sich aus Fakten (logisch) keine Normen ableiten lassen. Auf diese Frage werde ich weiter unten eingehen. Jetzt möchte ich zunächst nur festhalten, daß der Tod als Faktizität durchaus auch die individuelle Lebensplanung der Subjekte beeinflußt und damit die Grenze überschreitet. Diese Einflußnahme ist jedoch nicht als Sinnstiftung mißzuverstehen, sie bedeutet lediglich eine Einschränkung der möglichen Lebensentwürfe der Individuen.

Der gesellschaftliche Umgang mit dem Tod umschließt das gesamte Wo und Wie und bedingt auch das Wann des Todes. Erst das menschliche Vermögen des Selbstbewußtseins läßt uns den Tod als den eigenen antizipieren. Alle lebendigen Wesen ›verenden‹ zwar, jedoch nur der Mensch weiß auch um seinen Tod und erfährt ihn als bedrohlich und beängstigend. Erst aus diesem Bewußtsein heraus resultieren sämtliche individuellen und kollektiven Bewältigungsstrategien der (Todes-)Angst. Und erst hier, auf der gesellschaftlichen Seite des Todesbegriffs, findet sich der Ansatzpunkt jeglicher kollektiver Verfügbarkeit, seien es Herrschaftsverhältnisse oder auch gesellschaftstheoretische Utopien der Abschaffung von Leid und Elend. Mit ›Für-sich-seiendem Tod‹ ist die gesamte soziale, intersubjektive, kulturelle Dimension des individuellen und gesellschaftlichen Umgangs mit Tod gemeint.

Der in Analogie zum widersprüchlichen Naturbegriff Kants entwickelte Begriff des Todes läßt sich nun als ein Teil des Subjekts begreifen. Auf der einen Seite in seinen Bedingungen gestaltbar und gerade auch in seiner Faktizität bedeutend für die Lebensentwürfe der Individuen und auf der anderen Seite in letzter Instanz unverfügbar – sowohl für eine abstrakte Macht als auch für konkrete Subjekte – und erst recht nicht zu beherrschen. Beide Dimensionen finden sich als Eingedenken im Subjekt wieder, ohne in ihrer Ambivalenz aufgehoben zu werden.

Auf der einen Seite bietet nun die Grenzziehung innerhalb des Todesbegriffs – in eine Ebene des gesellschaftlichen Zugriffs und eine andere Ebene der Unverfügbarkeit – die Möglichkeit, zwischen Herrschaft und Tod zu differenzieren, und auf der anderen Seite ist gerade der Umgang mit dieser Grenze theoretisch und praktisch schwierig. Zunächst läßt sich also das oben genannte Dilemma lösen, das zwischen der Position Heideggers und der der Kritischen Theorie entstanden war. Das heißt, es ist möglich, sowohl den Tod als konstitutives Moment von Subjektivität anzuerkennen als auch weiterhin Herrschaftskritik an repressiven gesellschaftlichen Verhältnissen zu üben.

Theoretisch stellt sich die Frage der normativen Bedeutung, die von der Anerkennung der ›An-sich-seienden‹ Ebene des Todes ausgehen könnte. Wenn davon ausgegangen wird, daß sich aus Fakten keine Normen ableiten lassen, kann die Bedeutung nur in der abstrakten ›Anerkennung‹ der Grenze liegen. Das heißt, in der Anerkennung der letztlich absoluten Unverfügbarkeit des Todes. Die Widersprüchlichkeit des Todesbegriffs ist zu akzeptieren, ohne diese Ambivalenz aufheben zu wollen.

Auf der praktischen Ebene stellt sich dann die Frage, welche Bedeutung diese Anerkennung der Grenze in konkreten gesellschaftlichen Zusammenhängen besitzt. Individuelle und kollektive Gestaltungsmöglichkeiten, welcher Art sie auch seien, bewegen sich immer auf der Seite des ›Für-uns‹, selbst der Versuch der Aufhebung der Grenze als solcher ist Teil gesellschaftlicher Verhältnisse, der allerdings notwendig an der Unverfügbarkeit des ›An-sich‹ scheitern muß. Das Problematische an dieser Grenze ist jedoch gerade, daß sie sich im praktischen Umgang nicht fassen läßt. Unter sich verändernden gesellschaftlichen Bedingungen sieht diese Grenze unterschiedlich aus und läßt sich nicht festlegen. Wenn Sterben als ein Prozeß begriffen wird, der vom Leben zum Tode führt, dann sind die Grenzen des Lebens fließend. Die konkrete positive Bestimmung dieser Grenze kann somit nur im Rahmen gesellschaftlich-politischer Auseinandersetzungen vorgenommen werden. Erst auf dieser Ebene lassen sich konkrete Normen im Bezug auf den Tod formulieren und auch nur auf diese Weise legitimieren.

Die Widersprüchlichkeit des Todes bedeutet auf der einen Seite also die Anerkennung der Unverfügbarkeit des Todes. Auf der anderen Seite bietet dieser widersprüchliche Todesbegriff die Möglichkeit, einen herrschaftsfreien Umgang mit Sterbenden, mit dem Tod allgemein einzuklagen, ohne für eine ›Abschaffung des Todes‹ plädieren zu müssen. Die Vorstellung, daß der Tod der Kern aller Repression sei, ist damit ein Stück weit aufgehoben. Zwar bleibt der Tod das definitive und damit auch brutale Ende des individuellen Lebens, aber er herrscht nicht! Herrschaft setzt am Leben an, an Hunger, Leid, Angst, Erniedrigung, an der Zerstörung der Persönlichkeit oder auch (und nicht zuletzt) an der Würde des Sterbenden.[82]

Fraglich bleibt, ob mit dem Herrschaftsbegriff der Kritischen Theorie der repressive Umgang mit dem Unverfügbarkeitsmoment der Natur (des Todes) überhaupt gefaßt werden kann. Adorno und Horkheimer entlehnen ihren Herrschaftsbegriff der Logik des Herr-Knecht-Modells aus Hegels ›Phänomenologie des Geistes‹.

In diesem zunächst personalen Herrschaftsmodell stehen sich zwei Subjekte in einem asymetrischen Anerkennungsverhältnis gegenüber, von denen einer der Herr und Herrscher und der andere der Knecht, der Beherrschte ist. Dieses Herrschaftsmodell hat zur Voraussetzung, daß beide Individuen als Subjekte begriffen werden, also Selbstbewußtsein besitzen, zur Reflexion fähig sind. Der Versuch, die Naturbeherrschung im Rahmen dieses Ansatzes begreifen zu wollen, würde nun auch die ›Subjektivierung der Natur‹ zur Voraussetzung haben. Der Natur einen (solchen) Subjektstatus zuzusprechen hieße jedoch letztlich, ihre prinzipielle Unverfügbarkeit zu mißachten.[83] Möglicherweise ließe sich in Anlehnung an den Macht-Begriff von Michel Foucault ein Herrschaftsbegriff formulieren, der dem genannten Problem entgeht. Dieser Gedanke kann jedoch hier nicht weiter verfolgt werden. Es kann jedoch festgehalten werden, daß mit dem Begriff der Bio-Macht, in dessen Zentrum das Le-

82 Eben aus diesem Grund wird ja gerade versucht, ›Hirntote‹, also Sterbende, als Tote umzudefinieren.

83 Beispiele für eine solche Problematik finden sich zuletzt im Kontext der ›ökologischen Krise‹, die ihre Ursache auch in einem Wissenschaftsmodell finden, welches Natur über ihre Verfügbarkeit definiert. Ob es prinzipiell sinnvoll sein könnte, der Natur einen ›Aktivitätsstil‹ zuzusprechen, ist hier nicht das Thema und müßte an anderer Stelle diskutiert werden.

ben steht, sich doch zumindest das obige Dilemma in seiner scheinbaren Unausweichlichkeit kritisieren ließe.

V. Zur Bedeutung sozialphilosophischer Modelle für die Kritik des Hirntodkonzeptes

A. 1. Methodische Probleme und Voraussetzungen

Im folgenden möchte ich nun den Versuch unternehmen, die in Kap. III und IV erarbeiteten Kategorien als sozialphilosophische Modelle zu begreifen, die eine ›angemessene‹ Beschreibung der in Kap.II ausgeführten Problemebenen ermöglichen.[84] Es hatte sich ja einerseits gezeigt, daß die hohe Moralisierung der Diskussion um Hirntod und Organspende die tatsächlichen Probleme der Transplantationsmedizin verdeckt. Daraus ergab sich die Notwendigkeit, Begrifflichkeiten zu entwickeln, mit deren Hilfe die unterschiedlichen politischen, sozialen und ökonomischen Interessen der Akteure in ihren Verflechtungen sichtbar gemacht werden können. Andererseits war durch den ›Erlanger Fall‹ deutlich geworden, daß sowohl Befürworter als auch Gegner jeweils von reduzierten Subjektvorstellungen ausgehen. Mit dem Subjektbegriff der älteren Kritischen Theorie als ›Modell‹ soll versucht werden, diese Verkürzungen anhand konkreter Beispiele sichtbar zu machen. Das heißt, mit der Kategorie der Bio-Macht (Kap. III) und dem Subjektbegriff (Kap. IV) sollen in diesem Kapitel die Argumentationen untersucht werden, die von den Beteiligten in der öffentlichen Debatte verwendet werden. Diese Vorgehensweise bringt jedoch einige methodische und begriffliche Probleme mit sich, auf die ich zuvor eingehen möchte.

Die Intention dieser Arbeit ist es, mit Hilfe von Kategorien aus zwei unterschiedlichen Gesellschaftstheorien einen konkreten Problemzusammenhang zu beschreiben und auf der Ebene soziologisch-politischer Reflexionen zu bearbeiten. Es stellt sich zunächst die Frage, welchen methodischen Status die er-

84 Vgl. zu den folgenden Ausführungen Ritsert 1988.

arbeiteten ›Modelle‹ – zum einen das Konzept der Bio-Macht und zum anderen der Subjektbegriff, inklusive des ambivalenten Todesbegriffs – einnehmen.

Der Begriff des ›Modells‹ ist im strengen Sinne nicht gleichzusetzen mit dem der ›Theorie‹. Theorien treten mit dem Anspruch auf, konkrete empirische Zusammenhänge erklären zu wollen. Sie lassen sich als Aussagensysteme begreifen, die nach streng logischen Verknüpfungs- und Ableitungsregeln Zusammenhangsvermutungen und Gesetzeshypothesen aufstellen, die einer empirischen Überprüfung standhalten müssen.[85] Modelle hingegen spiegeln in ihrer Struktur die inneren Zusammenhänge eines Problembereichs wider. Theorien können diese Strukturgleichheit von Modell und Original zwar behaupten, sie spiegeln diese Isomorphie aber nicht wider. Modellen geht es »im Verhältnis zur Empirie primär um die Bewahrung von Isomorphie (Analogie), nicht um systematische Überprüfung von Sätzen.« (Ritsert 1988 S.6) Sie erfüllen eher heuristische Funktionen, indem sie über Analogiebildungen innere Zusammenhänge konkreter Probleme sichtbar machen.

Gemäß dieser Unterscheidung läßt sich diese Arbeit nicht im strengen Sinne als Theorie-Arbeit begreifen, obwohl in den Kapiteln III und IV die innere Logik der beiden theoretischen Modelle zum Gegenstand gemacht wurde. Die erarbeiteten sozialphilosophischen Kategorien zeichnen sich auch nur bedingt durch Strukturisomorphie zum Gegenstandsbereich aus und lassen sich somit nicht konkret als Modelle im genannten Sinne verstehen.

Aus diesem Grund möchte ich beiden Kategorien, wenn auch in unterschiedlichem Ausmaß, einen ›methodischen Status‹ verleihen, der sowohl theoretische als auch modellhafte Elemente enthält.

Die Kategorie der Bio-Macht soll als theoretisches Konzept begriffen werden, welches das hermeneutische Verstehen eines bestimmten Gegenstandsbereichs ermöglicht. Das Feld, das erschlossen werden soll, sind die konkreten Machtbeziehungen im Hintergrund der Diskussionen um das Hirntodkonzept. Im zweiten Kapitel hatte sich ja gezeigt, daß die ursprüngliche Begründung des Hirntodkonzeptes als neuem Todeskriterium nicht auf der Unbrauchbarkeit oder Ungültigkeit bisheriger Todeskriterien als solcher beruhte. Vielmehr wurde das Hirntodkonzept einerseits mit den hohen finanziellen und psychischen Belastungen begründet, die dem Gesundheitswesen und den Angehörigen von ›coma depassé‹-Patienten entstanden, und andererseits mit dem durch die veränderten Möglichkeiten der Transplantationsmedizin bedingten ›Man-

85 Vgl. Ritsert 1988 S.4f.

gel an Organen‹. Insofern ergab sich also die Notwendigkeit, die subtilen Verflechtungen der ökonomischen, politischen und wissenschaftlichen Voraussetzungen des Hirntodkonzeptes zu reflektieren, die sich hinter der moralischen Fassade, der Diskussion um Organspende verbergen. Dieser gesellschaftliche Hintergrund ist es, der mit den im dritten Kapitel erarbeiteten Begriffen Foucaults erschlossen werden soll.

Den Subjektbegriff (der Kritischen Theorie) möchte ich als theoretisches Konzept begreifen, das es ermöglicht, den Gegenstandsbereich aufgrund seiner strukturellen Gleichheit zu erschließen. Mit dem Gegenstandsbereich ist auf dieser Ebene die Frage nach dem Tod des Menschen gemeint. Denn obwohl die Ursachen für die Ineinssetzung von Hirntod und Tod auf ökonomischen und wissenschaftlichen Interessen beruhten, und der Blick insofern darauf zu richten war, hatte sich auch gezeigt, daß diese Frage dennoch ihre Berechtigung besitzt. Am Beispiel der ›schwangeren Hirntoten‹ Marion Ploch war ja deutlich geworden, daß die Grenzen des Lebens – sowohl am Beginn als auch am Ende – durch die moderne Medizin verschoben werden, daß ›Lebensformen‹ ermöglicht werden, die bis zu den sechziger Jahren noch gar nicht existierten‹. Der Status der komatösen Schwangeren konnte weder als ›ganz tot‹ noch als lebendig beschrieben werden; und der Fötus war weder vom Körper der Sterbenden zu trennen, noch als eigenständiges Subjekt zu begreifen. Insofern war es notwendig, einen Subjektbegriff zu definieren, der dieser Problematik der Grenzverschiebung gerecht würde. Mit dem Subjektbegriff (wie er im vierten Kapitel erarbeitet wurde) läßt sich nun über seine Strukturisomorphie verdeutlichen, wie von den jeweiligen Interessengruppen in der Diskussion um den Todesbegriff je ein konstitutives Moment des Subjekts außeracht gelassen wird. Das heißt, die einzelnen Akteure begreifen den Menschen entweder als genuin geistiges Wesen oder als reine Natur oder als ausschließlich gesellschaftlich bestimmt. Durch diese Reduktion der Individuen auf einzelne Aspekte der Verhältnisbestimmung gelingt keiner der beteiligten Gruppen eine Definition des Todes, die dem Menschen als Subjekt gerecht wird.

In einem ersten Schritt soll im folgenden auf die Probleme eingegangen werden, die bereits auf einer grundsätzlichen Ebene, bei der Bestimmung von Begriffen entstehen. Dieser Einschub ist aus zweierlei Gründen notwendig. Zum einen ist an mehreren Stellen dieser Arbeit der problematische Umgang mit begrifflichen Bestimmungen deutlich geworden. Zum anderen stellt sich die Frage, inwieweit von einer ›Angemessenheit‹ der Kategorien überhaupt gesprochen werden kann.

In einem zweiten Schritt soll auf den beiden konkreten Ebenen – dem politischen Hintergrund des Hirntodkonzeptes und der ethisch-philosophischen Diskussion um die Definition des Todes – geprüft werden, ob mit den verwendeten Kategorien ein angemessenes Verständnis des Problemzusammenhanges erreicht werden kann. Dazu werde ich zunächst die Elemente hervorheben, die ich im Rahmen der Kategorien für besonders wichtig erachte und danach versuchen, ihre ›Angemessenheit‹ an den konkreten Argumentationen der Akteure zu verdeutlichen. Zuletzt stellt sich dann die Frage, welche normative Bedeutung von den Kategorien im Bezug auf die Verknüpfung von Gesellschaftskritik und Ethik ausgehen könnte.

2. Probleme der Begriffsbestimmung

Ich werde zunächst abstrakt für beide Ebenen auf die Probleme eingehen, die im Zuge begrifflicher Bestimmungen in dieser Arbeit aufgetaucht sind und die aus diesem Grund auch berücksichtigt werden müssen, selbst wenn die Klärung ›erkenntnistheoretischer‹ Fragen nicht das Thema dieser Arbeit ist.

Probleme begrifflicher Identifikation spielen sowohl im Denken von Foucault als auch bei Adorno eine wesentliche Rolle, auch gerade im Rahmen der theoretischen Fragen, auf die ich Bezug genommen habe. Ich gehe hier davon aus, daß wir sowohl alltagsweltlich als auch theoretisch gezwungen sind, positive Bestimmungen zu setzen. Selbst wenn wir, im Sinne Foucaults, universelle Begriffe durch Pluralisierungen im Rahmen individueller Begriffsbildung ›ersetzen‹, sind die Einzelnen gezwungen zu identifizieren. ›Etwas‹ wird aufgrund von Merkmalszuschreibungen gegen ›Etwas anderes‹ abgegrenzt, und diese Abgrenzung kann sowohl auf allgemeiner als auch auf individueller Ebene repressive Ausgrenzungen zur Folge haben. Gerade deshalb ist es notwendig, diese Schwierigkeiten im Rahmen ›offener‹ Begriffe zu reflektieren, so wie es von Horkheimer und Adorno gefordert wird. Das gilt auch gerade im Zusammenhang mit Begriffen dieser Arbeit, in deren Rahmen an verschiedenen Stellen Probleme bezüglich jener Begriffe entstanden sind, die in den erarbeiteten Kategorien Verwendung finden. Gemeint ist damit die Bestimmung des Gegensatzes von ›Mensch und Nicht-Mensch‹, das Verhältnis ›Mensch/Subjekt‹, die Ambivalenz des ›Natur-Begriffs‹ und die ›vermittelte‹ Bestimmung von ›Leben und Tod‹.

Mit der Forderung nach der Definition eines Todesbegriffs (vgl. Kap.2) war bspw. das ›Problem der Anthropologie‹ aufgetaucht. Das heißt, die Festlegung des Menschenbegriffs erweist sich aufgrund der Nicht-Festgelegtheit menschlichen Verhaltens als problematisch, wenn nicht gar unmöglich, in jedem Fall aber als tendenziell repressiv, da jede deskriptive Bestimmung Gefahr liefe, in eine Norm umzukippen und diejenigen auszugrenzen, die nicht dieser Norm entsprechen. Ein konkretes Beispiel für die Brisanz dieses Problems im Rahmen der Diskussion um das Hirntodkonzept ist die von verschiedenen (Medizin-) Ethikern vertetene Vorstellung, ›Mensch-Sein‹ sei genuin durch den ›Person-Status‹ gekennzeichnet und der sei wiederum an das Vorhandensein von Bewußtsein geknüpft. Diskutiert wird infolge dieser These, wann Menschen ohne Bewußtseinsäußerungen ihr Subjektstatus und der damit verbundene Anspruch auf Menschenrechte abgesprochen werden kann.[86] Ganz abgesehen davon, daß Bewußtsein nicht ›gemessen‹ werden kann, sondern nur Bewußtseinsäußerungen intersubjektiv kommuniziert werden können, wird hier die ursprüngliche Idee der Menschenrechte in ihr Gegenteil verkehrt. Das Recht auf Leben und körperliche Unversehrtheit war als Schutzrecht gegenüber dem willkürlichen Zugriff Anderer/des Souveräns gedacht. Hier wird es zur Pflicht der Einzelnen (Neugeborener, Geistig-Behinderter, Hirntoter) gewendet, die Gesellschaft (den Gesamtnutzen) von den ›Belastungen‹ (den Kosten) durch die eigene Existenz zu entlasten.[87] An diesem Beispiel wird nicht nur die ›Ausgrenzungswirkung‹ begrifflicher Bestimmungen deutlich, sondern auch die Probleme, die entstehen, wenn ethische Fragen ohne reflexiven Bezug auf gesellschaftliche Verhältnisse diskutiert werden.

Das Problem ›normativer‹ Bestimmungen bezüglich des Menschen- bzw. des Subjektbegriffs ist auch ein wesentlicher Kritikpunkt Foucaults am Humanismus allgemein und der Medizin im besonderen. Foucault versucht, diesem Problem mit einer ›rein deskriptiven‹ Subjektivitätsvorstellung[88] zu begegnen, die von einer historisch konkreten, gesellschaftlich bedingten Selbstbestimmung ausgeht. Damit läßt sich das Problem jedoch nicht umgehen. Wenn Foucault davon ausgeht, daß Subjektivität sich sowohl durch Praktiken der Subordination wie auch durch Praktiken der Befreiung konstituiert (Nassehi a.a.O.), heißt das, daß auch für ihn der gesellschaftliche Kontext ein Konstitutionsmerkmal der Subjekte ist. Damit haben auch allgemeine Bestimmungen eine Bedeutung für die Selbstpraktiken der Subjekte, bzw. sind in gewisser

86 Vgl. hierzu Hoerster 1995, Steigleder 1994, Singer 1994.

87 Auf die Kritik dieses utilitaristischen Denkens werde ich weiter unten eingehen.

88 So lautet Nassehis Bezeichnung des Foucaultschen Subjektbegriffs, in: Nassehi 1995, S.227, Fn 72.

Weise als Ermöglichungsbedingung von Autonomie gar nicht wegzudenken. Auf diese Verknüpfung von Einzelheit und Allgemeinheit im Bezug auf die Konstitution der Subjekte muß jede positive Definition des Menschen- bzw. des Subjektbegriffs reflektieren, auch und gerade eine selbstbestimmte. Darüber hinaus hat m.E. gerade auch Foucaults ›Ethos der Existenz‹ als sozialkritische Kategorie durchaus einen (gewollten) normativen Charakter. Insofern gilt es auch hier, die Frage nach den gesellschaftlichen Verhältnissen zu stellen, innerhalb derer normative Bestimmungen überhaupt erst zu Ausgrenzungen führen. Der Aufklärungsbegriff Foucaults, der die ›Treue zu doktrinären Elementen kritisiert‹, hat m.E. genau diese ›Herrschaftskritik‹ im Auge, obgleich er sie nicht so benennt.

Nicht zuletzt nimmt im Denken Adornos die Kritik des identifizierenden Denkens eine zentrale Stellung ein. Mit der Forderung des ›Vorrangs des Objekts‹ wird gerade die ›Nicht-Identität‹ von Begriff und Gegenstand eingeklagt, das ›Etwas‹ als ›denknotwendiges Substrat‹ dem Begriff vorangestellt.[89] Dieser Gedanke besitzt, über seinen erkenntnistheoretischen Charakter hinaus, explizit einen normativen Status im Sinne materialistischer Herrschaftskritik. Eben dieses ›materialistische Aroma‹ ist auch der zentrale Grundgedanke des oben ausgeführten Todesbegriffs, der den Tod als einen Teil der inneren Natur des Menschen begreift, und damit die ›Ambivalenz des Naturbegriffs‹ explizit beibehält.

In einem zweiten Schritt sollen nun die je konkreten bedeutsamen Elemente der verwendeten Kategorien hervorgehoben und ihre ›Angemessenheit‹ anhand der Argumentationen der Akteure verdeutlicht werden.

B. 1. Zur Kritik der politischen Dimension

Die Verwendung des Konzeptes der Bio-Macht resultierte aus der Überlegung, die Machtbeziehungen im Hintergrund der Diskussion um Hirntod und Organspende verdeutlichen zu wollen. Denn mit der Frage nach dem Verhältnis von Macht und Wissen im Kontext der Humanwissenschaften zielt dieses Konzept genau auf die Verflechtungen politischer, ökonomischer und wissenschaftlicher

89 Vgl. Adorno 1994 S.139.

Prozesse und verdeutlicht deren Einfluß auf die handelnden Individuen. Einige Elemente im Rahmen dieses Konzeptes weisen in diesem Sinne eine besondere heuristische Funktion auf. Hier ist zunächst Foucaults Begriff der Aufklärung zu nennen, der eine wesentliche Rolle als Voraussetzung des ›Bio-Macht-Begriffs‹ spielt. Damit eng verknüpft ist die Methode der Archäologie; ein methodisches Vorgehen, das es ermöglicht, die Bedingungen und Voraussetzungen der Medizin und unsere Eingebundenheit und Bestimmtheit durch dieselben zu thematisieren. Ein entscheidendes Element am Begriff der Bio-Macht selbst ist die Annahme, daß in seinem Kern der Zugriff auf das Leben steht und nicht die Drohung mit dem Tod. Ein weiteres wesentliches Element ist die Vorstellung, daß Machtansprüchen via Eigenverantwortung der Zugriff auf die Körper der Individuen, und vermittelt auf das Leben ›allgemein‹ gelingt. Und als letztes wichtiges Merkmal ist die Vorstellung zu nennen, daß es im Rahmen des Foucaultschen Machtbegriffs keine eindeutigen Opfer oder Täter, Subjekte und Objekte der Macht gibt; daß Macht nicht nur negativ und destruktiv, sondern auch konstruktiv gestaltend sein kann; daß es kein ›Außen‹ der Macht gibt und selbst auch Widerstand in ihrem Kontext zu verstehen ist. Im folgenden sollen die einzelnen Punkte nacheinander genauer beleuchtet werden.

Die Darstellung des Foucaultschen Aufklärungsbegriffs im dritten Kapitel dieser Arbeit erfolgte insofern in solcher Ausführlichkeit, als sie die Voraussetzung der Kritik historisch-konkreter Formen des Humanismus und damit auch der modernen Medizin ist. Indem die scheinbare Identität von Aufklärung und Humanismus aufgebrochen wird, ist es möglich, bestimmte humanistische Denkweisen zu kritisieren, ohne in die Position reaktionärer Aufklärungsfeindlichkeit gedrängt zu werden. Mit diesem begrifflichen Instrumentarium gelingt es, die moralische Fassade moderner Gesundheitspolitik zu durchbrechen und den vordergründigen Humanismus im Kontext der Diskussion um Organspende – quasi ›under cover‹ – als repressiv auszuweisen.[90] Mit dem archäologischen Blick ist es möglich, die Entstehungsbedingungen und Voraussetzungen des Hirntodkonzeptes zu reflektieren und die vielschichtigen Interessen zu verdeutlichen, die das Handeln der Akteure auf beiden Seiten bestimmt. Durch die Polarisierung der Debatte in zwei konträre Seiten – in ›moralisch integre‹ Befürworter der Organspende einerseits und ›menschenverachtende‹ Kritiker andererseits -, die der hohen Moralisierung der Diskussion

90 Foucault würde zwar vermutlich im Bezug auf Machtverhältnisse nicht notwendig von Repression sprechen, dennoch möchte ich den Ausdruck in diesem Kontext verwenden.

geschuldet ist, wurde bisher die dringend notwendige Beschäftigung mit den Problemen der Transplantationsmedizin nahezu unmöglich gemacht. Im Rahmen der Kritik der Bio-Macht ist es möglich zu verdeutlichen, daß der Fortschritt in der Transplantationsmedizin nicht notwendig mit der Verbesserung der Lebensbedingungen der Betroffenen einhergeht, und daß das Handeln der Mediziner nicht ausschließlich am Wohl der Patienten orientiert ist, sondern ebenso durch wissenschaftliche und ökonomische Interessen bestimmt wird. Sind erst einmal die ›reinen, hehren Ziele‹ der Lebensrettung ihrer Heiligkeit und der damit verbundenen Unantastbarkeit entkleidet, eröffnet sich ein differenzierterer Blick auf die bestehenden Zusammenhänge in der Transplantationsmedizin.

Ein Aufruf zur Organspende erweist sich dann nicht mehr als ausschließlich dem Interesse Betroffener dienend, sondern auch als Karrierebaustein des Mediziners im Konkurrenzkampf internationaler Wissenschaft. Ingrid Schneider (1995) berichtet in ihrem Buch ›Föten‹ detailliert von den Schwierigkeiten, die ihr bei Recherchen zum Thema Organspende und Fötalgewebsverpflanzung von seiten der medizinischen Akteure, der humanwissenschaftlichen Institute, der ärztlichen Standesorganisationen und nicht zuletzt Vertretern der neuen Bio-Ethik, sowohl auf internationaler Ebene wie auch besonders in der Bundesrepublik gemacht wurden. Jegliche Kritik der gängigen wissenschaftlichen und medizinischen Praxis wird als ›menschenverachtend‹ und ›inhuman‹ zurückgewiesen. Forderungen nach Öffentlichkeit oder gar demokratischer Legitimation ethischer Grundlagen werden als Affront gegen die ›hehren Ziele der Medizin‹ gewertet. Diese Abschottung und Verweigerung gegenüber gesellschaftlicher und politischer Kontrolle weist deutlich auf die Verstrickung von Wissen und Macht hinter der humanwissenschaftlichen Fassade hin.

Nationale Transplantationsbemühungen erweisen sich als eingebunden in einen globalen, nach Marktmechanismen strukturierten Organhandel, dessen primäres Interesse die kostengünstige Aufstockung des ›Organpools‹ ist. Siegfried Pater und Ashwin Raman (1991) berichten in ihrem Buch ›Organhandel‹ ausführlich über die Strukturen eines weltweit operierenden Organmarktes. Ihrer Kritik wird häufig mit dem Argument begegnet, daß es keinen Schwarzmarkt (und auch keinen deutschen ›Importüberschuß‹) für Organe gäbe, wenn in den Ländern der ›1. Welt‹ eine allgemeine Pflicht zur Organspende akzeptiert würde, die in einem Transplantationsgesetz, das als Widerspruchslösung formuliert wäre, zum Tragen käme.[91] Dies ist m.E. ein prägnantes Beispiel dafür, wie mit einem vordergründig ›humanen‹ Argument eine kritische Auseinandersetzung der Bedingungen der Transplantationsmedizin verhindert wird und darüber hinaus die Autonomie und Selbstbestimmung der Individuen zugunsten staatlicher Verfügung beschnitten werden soll. Im Kern dieser Begründung steckt die paradoxe Vorstellung, die individuelle Selbstbestimmung sei die Ursache internationaler, an Gewinn orientierter Marktstrukturen.

Weiterhin werden psychosoziale und körperliche Schwierigkeiten auf seiten der Organempfänger und ihrer Angehörigen sichtbar, die unter dem hohen moralischen Druck der laufenden Debatte bisher nur von wenigen Betroffenen thematisiert wurden. Elisabeth Wellendorf beschreibt in ihrem Buch ›Mit dem Herzen eines anderen leben?‹[92] ausführlich die Schuldgefühle, die Patienten entstehen, wenn sie ›darauf warten‹, daß jemand stirbt, damit sie mit dessen Organ weiterleben können. Ebenso stellt sie auch die Schuldgefühle der Transplantierten gegenüber den betreuenden Ärzten dar, wenn ein Organ abgestoßen wird und die Angst entsteht, der eigene Körper habe den Anforderungen der Medizin nicht genügt. Wellendorf geht davon aus, daß diese Schuldgefühle entscheidend zur Abstoßung beitragen.[93] Nach ihrer Erfahrung spielt gerade die ›Freiwilligkeit‹ der Organ-›gabe‹ durch die Spender für die Empfänger eine wichtige Rolle. Durch die Vorstellung, ein Geschenk zu erhalten, würde die psychische Bereitschaft zur Annahme des Organs erhöht. Gerade die hohe Moralisierung der Debatte verstärkt nochmal den Druck auf die Organempfänger, ihre Ängste und ihre Kritik zu verheimlichen und für sich zu behalten.

91 Die Widerspruchslösung geht davon aus, daß Organe generell entnommen werden können, sofern kein schriftlicher Widerspruch des Betroffenen vorliegt. Vgl. dazu die für viele ähnliche Positionen beispielhafte Stellungnahme des Chefarztes des Kreiskrankenhauses Alt/Neuöttig Dr.Hartwig Bauer (Ausschußdrucksache 13/161 S.42), der davon ausgeht, daß die Pflicht des Staates zur Lebensrettung nur im Rahmen der Widerspruchslösung umfassend verwirklicht werden kann.

92 Vgl. Wellendorf 1993. E. Wellendorf ist Psychoanalytikerin und Kunsttherapeutin und betreut an der Medizinischen Hochschule Hannover chronisch-kranke Patienten, vorwiegend Kinder, die auf eine Transplantation warten, oder diese gerade durchmachen.

93 Hier ist es wichtig zu wissen, daß alle Organe früher oder später abgestoßen werden. Laut statistischen Erhebungen ›funktionieren‹ nach einem Jahr noch ca. 60 bis 80% der transplantierten Organe und nach 5 Jahren noch etwa 60%. Danach wird der Empfänger einer ›Re‹-Transplantation unterzogen, das heißt, er bekommt ein zweites Organ oder er stirbt. Ohnehin können die Empfänger nur unter ständiger Gabe von immunsuppressiven Medikamenten am Leben erhalten werden. Das verursacht wiederum eine Infektionsgefahr, die zu Folgeerkrankungen führt. Vgl. dazu Wellendorf 1993 S.20ff und Schneider 1995 S.21ff.

Ein weiteres hoch differenziertes Problemfeld eröffnet sich, wenn man sich die sogenannte ›Organknappheit‹, die Kluft zwischen ›Bedarf‹ und ›Angebot‹, genauer anschaut. Als ›moralisch Schuldige‹ für den als feste Größe konstatierten ›Organmangel‹ werden diejenigen angesehen, die keinen Spenderausweis besitzen. Hier lautet das gängige Argument: Die gesunkene Spendebereitschaft der Bevölkerung führt zum ›Tod auf der Warteliste‹.[94] Tatsächlich haben jedoch viele Faktoren Einfluß auf die ›Organbilanz‹: bspw. führt gerade der ›Erfolg‹ der Transplantationen durch verbesserte Immunsuppressiva zu einer erhöhten Re-Transplantationsrate[95] und auch die Ausweitung der Bedarfskriterien auf zunehmend ältere Menschen und Neu- und Frühgeborene tragen zum erhöhten Bedarf bei. Auf der anderen Seite hat bspw. die Helm- und Anschnallpflicht zu einer Abnahme schwerer Verkehrsunfälle und damit einem Rückgang des ›Organangebots‹ geführt.[96] Eine weitere Folge des ›Erfolgs‹ der Transplantationsmedizin ist die Tatsache, daß die Bemühungen zur Erforschung alternativer Behandlungsmöglichkeiten immer mehr zurückgehen[97], und auch die Ursachen der Organschädigungen zunehmend weniger hinterfragt werden, wie bspw. Umweltschäden, Streß, Medikamentenkonsum und dessen Nebenwirkungen, Alkoholmißbrauch, Allergien usw.

Es stellt sich natürlich die Frage, ob ein solcher Blick hinter die Fassade moderner Medizin nicht auch mit anderen Theorien der Herrschaftskritik ebenso gut möglich wäre. Entscheidend an dem Machtbegriff Foucaults ist jedoch (als drittes der fünf oben genannten Elemente), daß in seinem Kern der Zugriff auf das Leben steht und nicht die Drohung mit dem Tod. Mit dieser Vorstellung wird das Dilemma vermieden, in das die Position der Kritischen Theorie gegenüber der Heideggers geraten war. Nicht nur die Drohung mit dem Tod ist repressiv, sondern auch die ›optimale Ausrichtung‹ des Lebens, seine Normierung, Regulierung und Vermarktung dient den Interessen der Macht. Nicht jede Form des Todes ist mit Herrschaft identisch und nicht jeder Appell an ›das Leben‹ ist frei von Repression. In diesem Zusammenhang spielt die Vorstellung, daß Machtansprüche via Eigenverantwortung der Individuen

94 Vgl. auch hier die Stellungnahme von Hartwig Bauer (Ausschußdrucksache 13/161 S.39).

95 Je länger Transplantierte aufgrund einer gelungenen Immunsuppression überleben, desto eher ist eine Re-Transplantation möglich. Die Re-Transplantationsrate lag 1993 in Deutschland bei 15%. Vgl. hierzu Schneider 1995.

96 Vgl. die Zeitschrift ›Der Spiegel‹ Nr.24, 1994 S.215.Nach Schneider 1995.

97 Dies wird nicht zuletzt an der Höhe der Forschungsmittel deutlich, die die Transplantationsmedizin erhält. Vgl. Schneider 1995.

Zugriff auf deren Körper und das Leben allgemein erlangen, eine wesentliche Rolle. Vordergründig scheint es nichts Plausibleres zu geben als den Appell an die Verantwortung für die eigene Gesundheit und das Wohl der Allgemeinheit. Alle möglichen anderen Zwänge, wie körperliche und psychische Gewalt, Nötigung oder Drohungen, lassen sich viel unmittelbarer als Mechanismen der Bemächtigung verstehen. Der Appell an die Verantwortung für die eigene Gesundheit, für das ›Leben selbst‹, scheint jedoch über jede Kritik erhaben zu sein. Aus der Sicht der Bio-Macht läßt sich dagegen nachvollziehen, wie die Internalisierung von Körpernormen und Gesundheitsregularien gerade auf dem Wege der Eigenverantwortung ohne jegliche äußere Zwänge vonstatten geht und warum diese von den Einzelnen exzessiv und häufig bis zur Selbstaufgabe befolgt werden.[98] Der hohe moralische Druck, der in der Verantwortung für das Leben steckt, macht es für die Einzelnen nahezu unmöglich, systemkonformes Verhalten zu verweigern. Eine persönliche Verweigerung der Organspende – aus welchen Gründen auch immer – führt zur Ausgrenzung aus der Gemeinschaft. Konsequent wird in diesem Sinne auch von führenden Stimmen in der bio-ethischen Diskussion das sogenannte ›Club-Modell‹ gefordert: Nur wer sich zur Organspende bereit erklärt, erhält im Notfall auch ein Organ.[99] Von einer ›freien‹ Entscheidung kann vor diesem Hintergrund selbst im Rahmen des Modells der ›engen Zustimmungslösung‹ kaum gesprochen werden.[100]

Die Foucaultsche Annahme, daß die Macht quer zu den Polarisierungen gängiger Herrschaftskritik wie Opfer/Täter, gut/böse usw. steht, charakterisiert zudem die Verwicklungen der Akteure im Bereich der Transplantationsmedizin noch einmal besonders treffend. So sind bspw. die Pflegenden und auch das ärztliche Personal einer Intensivstation sowohl Betroffene als auch Handelnde der Macht, im positiven ebenso wie im negativen Sinne. Ein Krankenpfleger, der eine ›hirntote‹ Patientin pflichtbewußt und liebevoll pflegt, um letztlich die Organe für jemand anderen verfügbar zu machen, ist weder rein

98 Wie bspw. bei BulemikerInnen und Anorexia Nervosa PatientInnen.

99 Die Idee des ›Club-Modells‹ stammt von dem Duisburger Philosophie-Professor Hartmut Kliemt, der dafür wiederholt öffentlich eingetreten ist. (Vgl. Schneider 1995). Vgl. auch die Stellungnahme der Ev. Akademie Iserlohn, die für eine ›eigenverantwortliche‹ und ›freie‹ Entscheidung der Betroffenen zur Organspende plädiert und gleichzeitig in ihren Spenderausweisvordrucken die Ablehnung der Organspende mit der Ablehnung der Organannahme ineinssetzt. (Ausschußdrucksache 13/140).

100 Auch die gesundheitspolitische Diskussion der höheren finanziellen Eigenbeteiligung von Rauchern, Sportlern oder Dicken ist in diesem Licht zu verstehen.

als Opfer noch als Täter zu begreifen. Eine Ärztin, die den Angehörigen aus Mitgefühl den letzten Blick auf ihr Kind verwehrt, dem alle verfügbaren Organe entnommen wurden, und die damit letztlich die offensichtliche (augenscheinliche) Differenz deckt, die zwischen ›Hirntoten‹ und Leichen besteht, kann kaum angemessen in den moralischen Kategorien einer ›guten‹ oder ›schlechten‹ Handlung beschrieben werden. Alle Akteure auf dem Feld der Transplantationsmedizin handeln im Rahmen von Machtbeziehungen, die sie weder völlig beherrschen noch sich zunutze machen können, denen sie aber auch nicht völlig passiv unterworfen sind. Damit soll gerade nicht gesagt werden, daß die Zuschreibung von verantwortlichem Handeln nicht mehr möglich ist. Im Gegenteil: Es ist vielmehr notwendig, die bestehenden Verhältnisse weit differenzierter zu betrachten als es in der laufenden Debatte mit den üblichen Polarisierungen getan wird. Auch ein radikaler Widerstand gegen die Transplantationsmedizin muß in seiner Kritik vom medizinisch-technischen Status quo ausgehen. Das heißt, auch die Grundlagen der Kritik sind in bestehende Machtverhältnisse eingebunden. Insofern kann es nicht darum gehen, bspw. Eigenverantwortung, hygienische Maßnahmen der Gesundheitspolitik, Arbeitsschutzmaßnahmen, Kranken-, Renten- und Unfallversicherungen usw. als Instrumente einer Bio-Politik gänzlich abzulehnen. Das ließe sich auch mit dem Foucaultschen Denken allgemein und dem Begriff der ›Bio- Macht‹ im besonderen nicht begründen. Politische Rezeptionen des Poststrukturalismus, die entwicklungspolitische Maßnahmen, wie bspw. die Einführung der Pokkenschutzimpfung in Indien als repressiv gegenüber alten Götter-Kulten ablehnen, verschärfen vielmehr gerade die Gegensätze, die sie eigentlich vorgeben abzulehnen.[101] Eine völlige Ablehnung moderner Medizin und Gesundheitspolitik läßt sich m.E. ebenso wenig legitimieren, wie die zwanghafte Durchsetzung medizinischer und bio-politischer Maßnahmen, die die Freiheit und Selbstbestimmung der Individuen untergraben. Mit Hilfe des Foucaultschen Denkens läßt sich dagegen aufzeigen, wie vermeintlich ›gute‹ Werte und Normen von Machtmechanismen durchdrungen und in deren Sinne mißbraucht werden können. In letzter Konsequenz kann eine solche Kritik nur die Forderung der Selbstbestimmung der Individuen zur Folge haben; Selbstbestimmung gerade auch im Zusammenhang mit scheinbar objektiv guten, reinen und wahren Werten; Selbstbestimmung gegenüber hermetisch geschlossener, scheinbar unangreifbarer wissenschaftlicher Argumentation. In diesem

101 Das beschriebene Beispiel entnehme ich Nussbaum 1993.

Sinne besitzt dann auch das Konzept der Bio-Macht, über seine heuristische Funktion hinaus, eine normative Dimension.

2. Zur Kritik der begriffsphilosophischen Ebene der Todesdefinition

Um den Subjektbegriff (der Kritischen Theorie) als theoretisches Konzept begreifen zu können, das den Gegenstandsbereich erschließt, möchte ich seine wesentlichen Elemente und ihre Beziehung zueinander noch einmal verdeutlichen. Dies geschieht, um die verschiedenen Momente des Subjektbegriffs bei der Darstellung der vereinseitigenden Argumentationen der Akteure vor Augen zu haben.

Schon aus dem ›Problem der Anthropologie‹ ergab sich die Notwendigkeit, begriffliche Bestimmungen im je konkreten gesellschaftlichen Kontext zu bilden und über eine permanente reflexive Kritik für historische und kulturelle Veränderungen zu öffnen. Der Subjektbegriff der Kritischen Theorie impliziert diese Offenheit und ermöglicht es, gleichzeitig Maßstab der Kritik an den konkreten Subjektivitätsvorstellungen zu sein, die von den jeweiligen Akteuren in der Hirntod-Diskussion vertreten werden. Entscheidend in diesem Zuammenhang ist, daß Menschen aufgrund fehlender Merkmale nicht ihr Mensch-Sein abgesprochen werden darf. Ein Mensch, dem bspw. die Merkmale Lebendigkeit, Bewußtsein oder Sensibilität/Motorik fehlen, wird dadurch nicht zum ›Nicht-Menschen‹, sondern ist als ein toter, bewußtloser oder kranker Mensch zu verstehen. Diese Differenzierung ist notwendig, um bio-ethischen Diskussionen der Ab-Erkennung von Lebensrecht aufgrund fehlenden Bewußtseins entgegenzutreten.[102] Außerdem ist es mit diesem Subjektbegriff möglich, Veränderungen der Attribute menschlichen Lebens zu beschreiben (und damit auch anzuerkennen), ohne den Betroffenen ihre Menschenwürde abzusprechen. Ich halte es bspw. für wichtig, das Leben von sterbenden, sogenannten ›hirntoten‹ Menschen als eine ›reduzierte‹ Form menschlichen Lebens als Subjekte begreifen zu können, obwohl ich damit eine normative, eine ›wertende‹ Aussage über das Leben eines anderen Menschen treffe. ›Redu-

102 Außerdem gehe ich aufgrund praktischer Erfahrung davon aus, daß die Gegensätze ›Mensch/Nicht-Mensch‹ und ›Leben/Tod‹ im Umgang mit kranken, behinderten und toten Menschen nicht dekkungsgleich verwendet werden, sondern quer zueinander stehen. Die gezogene Differenz entspräche insofern dem alltagsweltlichen Umgang von Menschen mit Menschen. Diese Erfahrung resultiert aus meiner 12jährigen Tätigkeit in der allgemeinchirurgischen und intensivmedizinischen Krankenpflege.

ziert‹ soll hier einen Zustand beschreiben, in dem diese Sterbenden nicht mehr in der Lage sind zu kommunizieren und sich selbsttätig mit ihrer sozialen und gegenständlichen Umwelt auseinandersetzen. Daraus resultiert im Rahmen dieses Subjektbegriffs jedoch gerade nicht, diesen Menschen ihr Recht auf Leben (was in dem Fall ein würdevoller Tod wäre) und körperliche Unversehrtheit abzusprechen. Nur wenn mit einem Subjektbegriff auch qualitative Aussagen über menschliches Leben gemacht werden können, ist es überhaupt möglich, gesellschaftliche Verhältnisse als repressiv auszuweisen und zu kritisieren. Mit einem völlig ›relativen‹ Begriff wäre es zwar auf der einen Seite möglich, die ›lebenswert/lebensunwert-Diskussion‹ zu umgehen, aber auf der anderen Seite könnten repressive gesellschaftliche Verhältnisse auch nicht mehr ausgewiesen und kritisiert werden. Eine Kritik gesellschaftlicher Verhältnisse nimmt bewußt für sich in Anspruch, qualitative Aussagen über Lebensbedingungen machen zu können, begibt sich damit aber auch notwendig in die Gefahr des Totalitarismus.

Nicht zuletzt setzt auch eine normative Forderung an die Verwirklichung gesellschaftlicher Verhältnisse, die Autonomie und Selbstbestimmung der Subjekte fördern, an einem differenzierten Subjektbegriff an. Jede Gesellschaftskritik setzt Begriffe voraus, die es ermöglichen, repressive Verhältnisse und reduzierte Lebensweisen als solche zunächst erst einmal auszuweisen.

Insofern möchte ich auch den Subjektbegriff – der ein dynamisches Vermittlungsverhältnis von Individuum, Gesellschaft und Natur darstellt – sowohl deskriptiv, im Sinne eines Merkmalträgers, als auch normativ, als Basis materialistischer Gesellschaftskritik begreifen. Das individuelle Moment steht in diesem Zusammenhang für die aktive Selbstbezüglichkeit des Subjekts, für die aktive Tätigkeit der Selbstgestaltung, für die Möglichkeit zur Reflexion und Selbstbestimmung. Als Instanz des Denkens, der Wahrnehmung und der Emotion ermöglicht es auf der Ebene des Selbstbewußtseins die aktive Bezugnahme auf andere Subjekte und die gegenständliche Umwelt außerhalb des Individuums. Via Selbstbewußtsein ist es die Instanz des ›freien Willens‹, die Voraussetzung moralischen Handelns und der Verantwortung, und damit auch die Basis jeglichen Widerstandes. All dies ist nur zu denken im vermittelten Bezug zum Moment der Gesellschaft. Das Subjekt ist ein gesellschaftliches Wesen. Selbstbestimmung und Autonomie finden ihre Grenze und ihre Ermöglichung durch die jeweiligen gesellschaftlichen Voraussetzungen. Allgemeine strukturelle Bestimmungen, Machtmechanismen, intersubjektive Beziehungen und Sprache sind die Voraussetzungen jeglicher Subjektivität. Erst innerhalb und durch historisch konkrete gesellschaftliche Verhältnisse wird ein Subjekt zu dem was es ist.

Beide Momente sind nicht zu trennen von der inneren und äußeren Natur des Subjekts. So sehr die individuelle Reproduktion und Selbsterhaltung auch geprägt ist durch eine kulturelle Ausgestaltung, ist doch die Körperlichkeit als ihre Voraussetzung nicht wegzudenken. ›Geboren werden‹ und ›Sterben‹ als Eckpunkte der Endlichkeit des Subjekts machen das Moment innerer Natur noch einmal besonders deutlich. Kein noch so fester Wunsch oder Wille und keine noch so elaborierte medizinische Heilkunst ist in der Lage, eine Wunde zu schließen, wenn die physischen Voraussetzungen dafür nicht gegeben sind. Hier setzt auch das Moment des Todes an, das sowohl in der Vermittlung der drei Momente als auch darüber hinaus – in seiner Unfaßbarkeit – als ein Teil des Subjekts verstanden werden muß. Keines der drei Momente kann getrennt von den anderen ausgewiesen werden, geschweige denn als einzelnes unabhängig von der Vermittlung durch die anderen Momente bestimmt werden. Wie diese Vermittlung konkret zu verstehen ist, soll an der Diskussion des Hirntodkonzeptes beleuchtet werden.[103]

Auf einer deskriptiven Ebene läßt sich der Subjektbegriff als eine Art ›Minimal-Prinzip‹ begreifen, mit dem sich zeigen läßt, daß die jeweiligen Akteure in der Diskussion um das Hirntodkonzept die Subjekte auf ein oder zwei Momente reduzieren.

Als ein Beispiel dafür ist das Hirntodkonzept selber zu nennen. In seiner Begründung steckt zum einen die Vorstellung, daß menschliches Leben dann erloschen ist, wenn Bewußtseinsfunktionen nicht mehr meßbar sind, und zum anderen die Annahme, daß das Gehirn das zentrale Organ für die physische Integration des Körpers und seiner lebensnotwendigen Funktionen sei. Diese Sichtweise impliziert eine hierarchische Polarisierung zwischen Geist und Körper (Vernunft und Natur) und zwischen (Körper-)Teil und funktionaler Gesamtheit (in wichtige und weniger wichtige Organe). Diese Argumentation der Befürworter des Hirntodkonzeptes legt zum einen großes Gewicht auf die Betonung der Bewußtseinsfunktionen des Subjekts (im obigen Sinne auf das indi-

103 Horkheimer und Adorno gehen von einer › dialektischen‹ Vermittlung der drei Momente aus. Es wäre allerdings zu fragen, inwieweit davon auch das Moment der Unverfügbarkeit der Natur erfaßt würde. Die dialektische Vermittlung geht von der Argumentationsfigur des Widerspruchs aus, ein solcher kann jedoch nur konstatiert werden, wenn beide Pole bekannt sind. Genau das trifft jedoch für das Moment der Unverfügbarkeit nicht zu. Diese begriffstheoretische Diskussion kann hier nicht weiter verfolgt werden.

viduelle Moment). Zum anderen betont sie im zweiten Teil der Begründung eine biologisch-naturwissenschaftliche Sichtweise. Letzteres geschieht allerdings im Rahmen einer sehr eingeschränkten wissenschaftlichen Annahme, nämlich der Vorstellung, daß von einem Organ die funktionale Steuerung des Gesamtorganismus ausginge. Diese Annahme wurde von systemtheoretischen und feministischen WissenschaftlerInnen, gerade auch im Bezug auf die Funktionen des Gehirns längst erfolgreich widerlegt.[104] In dieser Argumentation der Befürworter wird insgesamt das gesellschaftliche Moment vollkommen außer-acht gelassen und nicht in seinen Auswirkungen auf die anderen Momente reflektiert. Die Akteure (Mediziner, Moraltheologen, Bio-Ethiker usw.), die diese Argumentation verwenden, reflektieren weder ihre eigene Stellung im gesamtgesellschaftlichen Prozeß (mit den oben ausgeführten Problemen), noch die gesellschaftlichen Hintergründe der Todesdefinition/-en, noch ist der oder die Hirntote für sie ein gesellschaftliches Wesen. Was bedeuten würde, sie oder ihn als eingebunden und bestimmt durch soziale Beziehungen, als Mutter, Tochter, Freund, Geliebten oder Kollegen usw. zu sehen. Erst mit der Ausblendung der in diesem Beispiel gesellschaftlichen Bestimmungen wird es ermöglicht, einen sterbenden Menschen als verfügbare ›Organ-Ressource‹ zu betrachten. Dies wird in der medizinischen Terminologie besonders deutlich, wenn bspw. bei der Pflege von Hirntoten nur noch von ›organerhaltender Intensivtherapie‹ gesprochen wird.[105]

Als ein zweites Beispiel einer reduktionistischen Betrachtungsweise läßt sich eine Gegenposition zur Argumentation der Befürworter beschreiben. Johannes Hoff und Jürgen in der Schmitten versuchen als Kritiker des Hirntodkonzeptes, der impliziten Reduzierung des Menschen auf seinen Geist mit einer Ethik zu begegnen, die unabhängig von jeglicher Reflexivität und Bewußtsein an der Leiblichkeit des Gegenübers ansetzt. Sie versuchen der Überbetonung des Bewußtseinsmomentes mit einer ›Ethik der Anerkennung‹ des Anderen als Anderem und nicht als selbstbestimmtem Subjekt zu begegnen. Im Gegensatz zu Kant, der Menschenwürde an der Selbstbestimmung festmacht, versuchen sie Anerkennung am ›menschlichen Antlitz‹ des Gegenübers, also be-

104 Neurophysiologen haben bspw. nachgewiesen, daß sensomotorische Leistungen, wie Willkürmotorik, Handgebrauch, Sprechen usw. für Leben und Überleben eine entscheidendere Rolle spielen als kognitive Leistungen, die ›nur‹ im Dienst der Sensomotorik stehen und ohnehin von Computern effektiver ausgeführt werden können. Vgl. dazu Roth/Dicke 1994 S.55 – 68.

105 Vgl. Hartwig Bauer Ausschußdrucksache 13/161 S.39.

reits an seinem leiblichen Ausdruck vor und unabhängig von jeglicher Äußerung des Subjekts fest zu machen.[106] Daraus würde die ›Vorrangigkeit des Anderen‹ gegenüber jeglichem Selbstinteresse und damit jeglicher fremder Verfügbarkeit resultieren. Dieser Gedanke wendet sich gegen die Bestimmung des Anderen als einer ›Idee des Subjekts‹. Der Andere wäre somit immer mehr als bloßes Objekt des Denkens (des Subjekts) und damit letztlich unverfügbar. Bereits das ›Anlitz‹ des Anderen würde so zur Verpflichtung führen, nicht zu töten.[107] Die Absicht dieses Gedankens ist es, eine Ethik der ›Verantwortung für den Anderen‹ zu schaffen, die absolut frei von jeglichem Selbstinteresse ist und die auch dann (noch) verpflichtend ist, wenn der oder diejenige nicht mehr (oder noch nicht) zur Selbstbestimmung fähig ist. Mit diesem Gedanken soll erreicht werden, auch Hirntoten menschliche Würde zuzusprechen, obwohl sie nicht mehr zur Selbstbestimmung fähig sind. Folglich plädieren die Autoren für die Vorrangigkeit des Anderen vor dem Selbst und sprechen insofern konsequent von einer Ethik der ›Selbstvergessenheit‹, der ›Selbstaufgabe‹. Ich halte diesen Gedanken insofern für problematisch, als damit zwar möglicherweise der Andere geschützt wird, dafür aber ›das Selbst‹ geopfert werden soll. Eine Ethik, die bewußt das Moment der Selbstbestimmung und Reflexion ausblendet, beraubt sich damit jeglicher Möglichkeit der Kritik und Reflexion. Indem sie das Selbst der uneingeschränkten Verantwortung für den Anderen unterordnet, dreht sie die Verhältnisse, die sie kritisiert, lediglich um. Sie ist ihrerseits repressiv und führt zur Unfreiheit des Selbst und des Anderen, dem auch die Möglichkeit jeglicher Eigenverantwortung genommen wird. Ein Beispiel für die moralischen Forderungen, die aus einer solchen Ethik entstehen, ist das Nachwort von Zygmunt Bauman in seinem Buch ›Tod, Unsterblichkeit und andere Lebensstrategien‹[108]. Bauman stützt sich ebenfalls auf die Philosophie Lévinas und plädiert nach einer ausführlichen Auseinandersetzung mit der Bedeutung des Todes für eine ›Ethik der Selbstaufgabe‹.

»Kein Grundsatz, keine Norm kann als moralisch gelten, solange sie den Tod des Anderen rechtfertigt – von der Ermordung des Anderen ganz zu schweigen –, wie auch kein Grundsatz und keine Norm als moralisch zu betrachten ist, wenn

106 Vgl. hierzu Hoff/In der Schmitten 1994 und Hoff 1994.

107 Die Autoren stützen sich hier auf die Philosophie von Emmanuel Lévinas, der versucht hat, die Freiheit des Subjekts radikal vom › Anderen‹ her zu denken. (Hoff 1994 S.288) Diese Voraussetzungen können im Rahmen dieser Arbeit nicht reflektiert werden. Vielmehr soll nur die Bedeutung im Rahmen des Hirntodkonzeptes verdeutlicht werden.

108 Zygmunt Bauman ist Emeritus Professor für Soziologie an der Universität Leeds. Vgl. Bauman 1994.

sie vorgeben, daß meine Verantwortung für den Anderen nicht einschließt, daß ich ihm mein Leben schenke.« (Baumann 1994 S.318, Hervorhebung A.M.)

»Eine solche Bereitschaft-für-den-Anderen-zu-sterben markiert den Augenblick des moralischen Erwachens aus jenem selbstsüchtigen Dämmerzustand, in dem die meisten Menschen ihr Leben überwiegend zubringen. (...) Er (der › Schock‹ der Begegnung mit dem Anderen, A.M.) gründet das Selbst von Anfang an als eines das über sich hinausgeht, von seiner Einsamkeit erlöst ist und als der-Eine-für-den-Anderen Erfüllung findet.« (Ebd. S.315f)

An diesem Zitat werden die verschiedenen Vereinseitigungen deutlich, die diesem Denken zugrunde liegen. Hier wird unreflektiert davon ausgegangen, daß sich die Eigeninteressen der Subjekte notwendig schaden müssen. Diese Annahme läßt sich jedoch nicht schlüssig begründen.[109] Die Vermittlung individueller Interessen (untereinander) und allgemeiner Interessen kann keine rein strategische sein, dies wird im oben ausgeführten Subjektbegriff besonders deutlich. (Vgl. Kap.IV.A.3.b.) In Anlehnung an den Subjektbegriff zeigt sich, daß in diesem Denken die Momente des Subjekts einander unvermittelt gegenüber stehen bzw. das individuelle Momente der Reflexivität und Selbstbestimmung bewußt der Allgemeinheit geopfert werden soll. Dieses Denken reflektiert weder die Probleme, die ein ›Opfer des Selbst‹ mit sich bringt noch kritisiert es die gesellschaftlichen Verhältnisse unter denen eine solche Selbstaufopferung gefordert wird.[110] Im Bezug auf die Diskussion der Organspende würde insofern zwar vielleicht der Respekt vor dem Körper des Hirntoten ereicht, wenn er erst einmal bewußtlos wäre. Zuvor jedoch würde jeder Mensch notwendig verpflichtet, sich für den (abstrakten) Anderen zu opfern, was in dem Fall hieße, seine Organe spenden zu müssen. Durch die einseitige Bezugnahme auf einzelne Momente des Subjekts scheitert hier der Versuch, Hirntote vor Übergriffen auf ihre körperliche Unversehrtheit zu schützen, und verkehrt sich zu einem Argument für die Sozialpflichtigkeit der Organspende.

Als drittes Beispiel für eine streng reduktionistische Argumentation, läßt sich der Versuch beschreiben, den Norbert Hoerster unternimmt, um die Kriterien für ›das Lebensrecht von Neugeborenen zu bestimmen‹. Hoerster (Rechts-Philosoph an der Mainzer Universität) ist einer derjenigen deutschen

109 Das hier vorausgesetzte Menschenbild ähnelt dem des › Hobbes'schen Urzustandes‹ , welches sich als utilitaristisches Vergesellschaftungsmodell jedoch nicht halten läßt. Vgl. dazu Ritsert 1994 S.42ff.

110 Im Kontext patriarchaler Strukturen wird seit Jahrtausenden von Frauen die unwidersprochene Selbstaufgabe gefordert.

Ethiker, der die Thesen des australischen Philosophen Peter Singer (Philosophiedozent an der Universität von Melbourne), wenngleich auch in modifizierter Form, vertritt. Anders als Singer, der Neugeborenen, egal ob behindert oder nicht, erst ab dem dritten Monat (nach der Geburt!) ein Recht auf Leben zuspricht, geht Hoerster davon aus, daß Säuglinge von Geburt an ein Recht auf Leben zugesprochen werden sollte. Diese Vorstellung ist jedoch keineswegs als grundlegende Kritik an Singers utilitaristischer Ethik zu verstehen (Hoerster bedankt sich an mehreren Stellen seines Buches für die verdienstvolle Vorarbeit Singers für eine neue Ethik), denn Hoerster vertritt ebenfalls eine nutzenorientierte Ethik, wenngleich auch keine utilitaristische. Der Unterschied ist vielmehr, daß Hoerster den ›Sicherheitsspielraum‹ bis zur Entstehung von Bewußtsein weiter faßt als Singer. Beide gehen davon aus, das sich das Recht auf Leben an das individuelle ›Überlebensinteresse‹ knüpft, welches wiederum nur Wesen mit Bewußtsein zugesprochen werden könne.[111] Da Neugeborene bis ca. zum dritten Monat kein Bewußtsein und somit auch kein eigenes Überlebensinteresse hätten, obläge es den Eltern, nach ihrem eigenen oder dem Interesse der Gesellschaft über die Tötung des Neugeborenen zu entscheiden. Den ›Sicherheitsspielraum‹ setzt Singer nun mit einem Monat an und kommt so zu dem Schluß, daß Neugeborene bis zum 28sten Tag nach der Geburt getötet werden dürfen, während Hoerster von einem größeren Sicherheitsspielraum ausgeht, und so beim Zeitpunkt der 28sten Woche nach der Empfängnis anlangt. Voraussetzung eines Rechts auf Leben ist nach Hörster somit eine natürliche Geburt und ein Mindestgesamtalter von 28 Wochen. (Vgl. Hoerster 1995 S.57 und 113) Hoerster legt Wert darauf, die ›völlige Gleichbehandlung‹ Behinderter und Nicht-Behinderter in diesem Konzept zu betonen – beide Neugeborenen sollen auf Wunsch der Eltern getötet werden können. Im letzten Kapitel seines Buches erklärt er jedoch, daß es zu begrüßen sei, wenn Eltern eine eugenisch motivierte Tötung ihres Neugeborenen vornehmen.

»Eine Welt bzw. eine Gesellschaft ohne Krankheiten und Behinderungen beinhaltet ceteris paribus ein größeres Maß an Lebenswert und ist insofern besser als eine Welt bzw. eine Gesellschaft mit Krankheiten und Behinderungen. (...) Zum anderen könnte die Aussage aber auch besagen, unsere gegenwärtige Welt wäre besser als sie ist, wenn (...) anstelle der Kranken und Behinderten, die de facto in ihr leben, entsprechend viele andere Menschen, die nicht krank oder behindert sind, in ihr leben würden.« (Hoerster 1994 S.121)

111 Vgl. Hoerster 1995, Singer 1989 und 1994.

Als erste problematische Voraussetzung ist das abstrakt-formale Gleichheitsverständnis zu nennen, das Hoerster hier vertritt. Behinderte und Kranke werden keineswegs geschützt, vielmehr spricht er ihnen in Verbindung mit seiner Nutzentheorie de facto ihre Existenzberechtigung ab.[112] Im Rahmen dieses Denkens obläge ihnen – selbst wenn sie Bewußtsein und damit ein Lebensrecht besäßen – die ›Beweislast‹ ihrer Existenz, sie hätten ihr eigenes Leben zu rechtfertigen. Sie und ihre Eltern hätten (zumindest) moralisch zu legitimieren, warum sie ›potentiellen gesunden Anderen im Wege stehen‹ und ›den Lebenswert einer ganzen Gesellschaft schmälern‹. Zweitens finden in diesem Denken Natur und Gesellschaftlichkeit als Momente des Individuums nur in abstrakt-vereinfachter Form und völlig unvermittelt Beachtung. Gesellschaft erscheint lediglich als fiktive Nutzen-›Gemeinschaft‹, der ein konformes Allgemeininteresse unterstellt wird. Weder Interessenskonflikte oder Machtstrukturen noch die Probleme diskursiver Bestimmungen finden darin Beachtung. Der Körper erscheint nicht als innere Natur mit ihren individuellen und kulturellen Eigenheiten, sondern ausschließlich als funktionaler Träger des Bewußtseins, den es zu optimieren und normieren oder gegebenenfalls zu beseitigen gilt.

Verknüpft man dieses Denken mit dem Appell zur Eigenverantwortung im Rahmen der Bio-Macht und dem immer stärker werdenden Sparzwang im Gesundheitswesen, so ist in der Tat das Lebensrecht von Behinderten, schwerkranken und alten Menschen, von Menschen, die irgendwie ›anders‹ sind, potentiell bedroht.

In diesen drei Beispielen – der Begründung des Hirntodkonzeptes, dem Versuch einer ›Ethik des Anderen‹ und der ›Bestimmung von Lebensrecht‹ – ist deutlich geworden, daß die verschiedenen Parteien in der Debatte ihre Argumentationen auf problematische Subjektkonzeptionen stützen und daß jeweils individuelle, gesellschaftliche oder natürliche Momente keine Beachtung finden oder einander unvermittelt gegenübergestellt werden. Nicht zuletzt macht auch mein Versuch, einen materialistischen Todesbegriff zu formulieren, das Problem deutlich, daß in der gesamten Transplantationsmedizin der Tod nicht als ein Teil (der Natur) des Menschen gedacht wird – sei es, daß das menschliche Leben ausschließlich über den Geist definiert wird oder daß es in

112 Das Verhältnis von Gleichheit und Gerechtigkeit wird nicht zuletzt in der aktuellen Liberalismus/Kommunitarismus-Debatte sowie in der feministischen Theorie im Kontext der ›Gleichheit und Differenz‹-Diskussion immer wieder problematisiert.

der Transplantationsmedizin als prinzipiell unendlich verlängerbar erscheint. Sowohl in den genannten Beispielen als auch in der Diskussion der politischen Dimension ist deutlich geworden, daß weder eine Definition des Todes noch eine Ethik ohne reflexiven Bezug auf die gesellschaftlichen Verhältnisse formuliert werden kann. Dieser Gedanke ist als normative Dimension im ›materialistischen Aroma‹ des Subjektbegriffs und der damit verbundenen Herrschaftskritik enthalten.

Schlußbemerkung

Die Debatte um Hirntod und Organspende, wie sie im Vorfeld des neuen Transplantationsgesetzes vom 25.6.1997 geführt wurde, kann kaum als eine den tatsächlichen Problemen angemessene gesellschaftliche und politische Auseinandersetzung angesehen werden. Am Ende der gut zwei Jahre dauernden parlamentarischen Diskussionen herrschte bei aller Kontroverse weitgehende Einigkeit über die Ziele der Gesetzesvorlage: Rechtsunsicherheiten beseitigen, eine gesetzliche Basis für die Transplantationsmedizin schaffen und die Organspendebereitschaft der Bevölkerung erhöhen. Unter diesem Blickwinkel war es nur folgerichtig, wenn letztlich zwei Fragen im Zentrum standen: Wie läßt sich der Zeitpunkt des menschlichen Todes feststellen, der die Entnahme von Organen erlaubt? Und in welcher Form soll die Bereitschaft zur Organspende erklärt werden?

Hielten sich bei der ersten Anhörung im Bundestag im Juni 1995 Gegner und Befürworter des Hirntodkonzeptes noch die Waage, so verschob sich bei der abschließenden Lesung des Gesetzes im Juni 1997 das Gewicht zugunsten der Befürworter. 424 von 629 Abgeordneten stimmten bei 201 Gegenstimmen dafür, den Hirntod gleichzeitig als Tod des Menschen und als Entnahmekriterium für Organe festzuschreiben. Für die ›erweiterte Zustimmungslösung‹ (mit Widerspruchsfrist) als Form der Einwilligung zur Organentnahme stimmten 422 gegen 134 Parlamentarier. Liegt also keine schriftliche Stellungnahme des Betroffenen vor, können in Zukunft die Angehörigen entscheiden, ob Organe entnommen werden oder nicht.[113]

Mit dieser ›Lösung‹ wird die seit Jahren praktizierte standesrechtliche Regelung der Transplantationsmedizin gesetzlich festgeschrieben. Die vielschichtigen Probleme der Transplantationsmedizin, die nach dem ›Erlanger Fall‹ Auslöser der bundesdeutschen Debatte waren, sind damit keineswegs gelöst. Alle medizinischen, sozialen, psychischen und psychischen Probleme, wie sie am Beispiel der ›schwangeren Hirntoten‹ Marion P. deutlich wurden, bleiben nach wie vor bestehen. Pflegende und Angehörige werden weiterhin

113 Vgl. hierzu FAZ, FR, Süddeutsche Zeitung und TAZ vom 26.6.1997 und Kap. II/A in diesem Buch.

hohe Verdrängungsleistungen aufbringen müssen, um dem medizinischen Wissen entgegen ihrer eigenen Wahrnehmung zu vertrauen und den warmen durchbluteten Körper eines Menschen als tot anzusehen. Die Absurdität eines ›toten Körpers‹ mit einem in ihm ›lebenden‹ Fötus stellt die behandelnden Medizinerinnen und Mediziner vor ein unlösbares Dilemma. Angehörige werden auch in Zukunft in Schocksituationen zu Entscheidungen genötigt: Im gleichen Moment, in dem sie vom Tod eines ihnen nahe stehenden Menschen erfahren, sollen sie eine ›freie Entscheidung‹ für oder gegen Organentnahme treffen. Alle medizinischen Unsicherheiten, politischen Probleme und definitorischen Ungereimtheiten, wie sie im ersten und zweiten Kapitel dieser Arbeit beschrieben wurden, werden durch den neuen Gesetzentwurf keineswegs gelöst, sondern durch die Legalisierung der bestehenden Praxis letztlich gerechtfertigt.

Im Rückblick auf die Diskussion und das daraus entstandene Transplantationsgesetz hat sich bestätigt, daß durch die hohe Moralisierung der Debatte grundsätzliche Probleme der Transplantationsmedizin in den Hintergrund gedrängt werden.[114] Diese Kritik trifft in gewisser Weise auch die Fraktion der Gegner des Hirntodkonzeptes. Durch die Zuspitzung der Auseinandersetzung auf die Fragen nach Todeszeitpunkt und ›enger Zustimmungslösung‹ haben sie den Zugriff auf das Leben gerade nicht problematisiert, der sich in der Transplantationsmedizin vollzieht. Beide Seiten waren sich letztlich weitgehend einig, daß es notwendig sei, die Organspendebereitschaft der Bevölkerung zu erhöhen. Durch diese Grundhaltung wird die Praxis der Organverpflanzung generell als wünschenswert angesehen. Damit erscheinen die Bedenken der Kritiker als abgeschwächt. Dies ist m.E. mit ein Grund dafür, warum sich die Mehrheit in der endgültigen Abstimmung zugunsten der Befürworter verschoben hat. Implizit - und vermutlich ungewollt - wurde damit der Argumentation der Transplantationsmediziner Vorschub geleistet, keine Organe mehr zu verpflanzen, wenn Hirntote nicht rechtlich für tot erklärt würden. Diese Drohung der Transplantationsmedizin, konnte nur in solchem Umfang greifen, weil die Diskussion in ihren zentralen Aspekten auch von kritischen Stimmen auf ihre

114 Seien es die psychischen und medizinischen Probleme der Organempfänger oder die Tatsache eines weltweit operierenden Organhandels, sei es eine wissenschaftliche Ausbildung, die die Ärzte zwingt, sich zu profilieren und ihren Operationskatalog zu vervollständigen, oder der Umstand, daß die Transplantationsmedizin um so mehr Organe benötigt, je ›erfolgreicher‹ sie ist. Vgl. dazu ausführlicher Kap. II und V.

moralische Dimension verkürzt wurde. (Wer kann es schon vor seinem Gewissen verantworten den Tod auf der Warteliste verschuldet zu haben?) Wenn es entsprechend der Argumentation der Transplantationsmediziner tatsächlich nur darum ginge, die Praxis der Transplanteure rechtlich abzusichern, wäre das juristisch mit Hilfe der ›engen Zustimmungslösung‹ auch möglich gewesen, ohne Sterbende für tot zu erklären.[115] Die Vorverlagerung des Todeszeitpunktes jedoch dient letztlich dazu, der Transplantationsmedizin den legalen Zugriff auf die Körper Sterbender (zum möglichen Nutzen Dritter) zu ermöglichen. Das ist die eigentliche Problematik, die aufgrund der hohen Moralisierung der Diskussion nicht thematisiert wurde.

Der Verlauf der gesamten Diskussion bis hin zur Verabschiedung des Transplantationsgesetzes kann als beispielhaft für den Umgang unserer Gesellschaft mit technologischer Entwicklung gesehen werden. Durch die Möglichkeiten moderner Medizin-Technik - in diesem Fall der Transplantationsmedizin - werden Fakten geschaffen, für die auf der gesellschaftlichen Ebene weder rechtliche Strukturen noch politische Rahmenbedingungen oder moralische Grundlagen zur Lösung der damit verbundenen Probleme existieren. Menschliche Existenzweisen, wie die einer ›schwangeren Hirntoten‹, gab es nicht, bevor in den 60er Jahren Möglichkeiten zur Reanimation und künstlichen Beatmung entwickelt wurden. Anstatt sich jedoch auf der politischen Ebene kritisch mit dem Für und Wieder des medizinischen ›Fortschritts‹ auseinanderzusetzen, hinkt die gesellschaftliche Diskussion den Folgen hinterher und legitimiert ex post die bestehende Praxis. So auch geschehen in der Debatte um Hirntod und Organverpflanzug: Sowohl die Praxis der Transplantationsmedizin wurde legalisiert als auch ihre naturwissenschaftliche Definition des Todes gesetzlich festgeschrieben.

Die Vorstellungen von Krankheit und Gesundheit, Geburt, Leben und Tod werden sich sukzessive verändern im Zuge einer Transplantationsmedizin, die Menschen Heilungschancen durch die Körperstücke anderer Menschen verspricht. Je ›erfolgreicher‹ diese medizinische Praxis ist, um so stärker wird der ›Bedarf‹ an Körperteilen steigen. Eine andere Richtung der Auseinandersetzungen ließe sich durch einen Vorschlag erzielen, der die polarisierenden Argumente von Moral einerseits und Gesellschaftskritik andererseits aufeinander bezieht. Angesichts der vielfältigen Probleme, die bereits bestehen und die noch zunehmen werden, sollte ein langfristiger Ausstieg aus der Transplantati-

115 Vgl. Fn 19 in Kap. II.

onsmedizin überlegt werden.[116] Dies ist kein Plädoyer für eine grundsätzliche Ablehnung der modernen Medizin! Es läßt sich meines Erachtens auch weder politisch noch moralisch begründen, warum nicht beispielsweise auf freiwilliger Basis Blut gespendet werden könnte. Es geht vielmehr darum, mit wissenschaftlichen Forschungsgeldern nicht länger eine medizinische Praxis zu fördern, die zu ihrem erfolgreichen Gelingen die Verwertung sterbender Menschen zur Voraussetzung hat. Sinnvoller wäre es, medizinische und gesellschaftliche Alternativen zu entwickeln, die sowohl den Problemen der Patienten auf der sogenannten ›Empfängerseite‹ gerecht werden als auch der Würde sterbender Menschen angemessen sind. Es ist keineswegs selbstevident, daß die Transplantationsmedizin der ›one best way‹ moderner medizinischer Technologie ist. Vielmehr ist sukzessive ein scheinbarer Sachzwang entstanden, der nicht mehr hinterfragt wird. Das Spektrum der möglichen Alternativen reicht hier von gesellschaftlichen Maßnahmen zur Vorbeugung von Krankheiten, die zu Organausfällen führen bis hin zu medizinischen Therapien, die ohne fremde Organe auskämen. Eine medizinische Forschung in dieser Richtung hinkt jedoch bisher weit hinter der Entwicklung der Transplantationsmedizin zurück. Bis zur Bereitstellung adäquater Alternativen läßt es sich jedoch - und das möchte ich zum Schluß noch einmal betonen - moralisch nicht rechtfertigen und auch politisch nicht durchsetzen, kranken Menschen etwaige Heilungschancen durch Organverpflanzungen grundsätzlich zu verweigern. Auch die Kritik an Hirntod und Organspende muß von einem Status quo der Transplantationsmedizin ausgehen, hinter den sie argumentativ nicht zurück kann. Vor diesem Hintergrund können und dürfen Menschen allerdings nur selbst zu Lebzeiten entscheiden, ob ihnen - während sie sterben - Organe entnommen werden sollen oder nicht.

Was Leben und Tod, Krankheit und Gesundheit bedeutet, kann nicht naturwissenschaftlich definiert werden, sondern unterliegt gesellschaftlichen Bestimmungen. Die medizinische Wissenschaft kann die Kriterien des Todes zwar feststellen, sie kann sie aber nicht definieren. Der medizinische Fortschritt hat bereits jetzt das neue Gesetz überholt. Spätestens bei dem nächsten ›Fall‹ einer ›schwangeren Hirntoten‹ wird sich zeigen, daß weder adäquate Begriffe existieren, um eine solche Existenzweise zu beschreiben noch moralische oder rechtliche Kategorien des Umgangs damit. Es bleibt zu hoffen, daß

116 Diesen Vorschlag hat die Hamburger Wissenschaftsjournalistin Ingrid Schneider im Rahmen eines Seminars der Ökologie Stiftung NRW am 25.11.1995 in ähnlicher Weise formuliert.

spätestens dann die öffentliche Diskussion wieder aufleben würde, obwohl schon sicher ist, daß ein Vorschlag wie der oben genannte keine Basis fände, weil er nicht den Interessen der politischen Akteure entspricht.

Sterben muß als ein Prozeß verstanden werden, der vom Leben zum Tode führt. Jede Feststellung eines Zeitpunktes ist eine willkürliche Setzung, sofern er nicht als maximales Kriterium definiert wird.[117] Wir wissen nicht, was Menschen fühlen, denken und bewußt erleben, wenn sie sterben. Die Verdrängung des Todes in der modernen Gesellschaft trägt dazu bei, diese Fragen erst gar nicht zu stellen und den Umgang mit dem Tod der Medizin zu überlassen. Sicherlich ist es ein schmerzhafter Prozeß für die einzelnen, den Gedanken an Unsterblichkeit aufzugeben und sich mit der eigenen Sterblichkeit (und der des Gegenübers) zu beschäftigen. Es ist jedoch die einzige Möglichkeit, mit der Angst vor dem Tod umzugehen. Diese ist nicht ganz aufzuheben, weil die Dimension der Unverfügbarkeit des Todes nicht begriffen werden kann und damit in ihrer Unfaßbarkeit beängstigend ist. Die Bedingungen, unter denen gestorben wird, lassen sich gestalten, mit der Angst vor dem Tod kann man umgehen, die Sterblichkeit jedoch läßt sich nicht abschaffen, ohne daß es auch das Leben, so wie wir es heute kennen, nicht mehr gäbe.

117 Das heißt anhand Merkmalen wie Leichenstarre, Fäulnisprozessen und Verwesungsflecken ließe sich der Tod sicher als das Ende des Sterbeprozesses feststellen.

Literatur

Adorno, Theodor W. (1979): Soziologische Schriften I, Frankfurt a.M.
(1983): Minima Moralia, Frankfurt a.M.
(1994): Negative Dialektik, Frankfurt a.M., 8.Aufl.

Angstwurm, Heinz (1994): Der vollständige und endgültige Hirnausfall (Hirntod) als sicheres Todeszeichen des Menschen, in: Hoff/In der Schmitten (1994) a.a.O. S.41 - 51.

Archiv für Sozialpolitik e.V. Frankfurt (1993): Pressedokumentation, Das Experiment der Erlanger Klinik, Frankfurt a.M., überarbeitete Fassung 4/93.

Ariés, Phillipe (1991): Geschichte des Todes, München, 5.Aufl.

Arns, Wolfgang; Jochheim, Kurt-Alphons; Remschmidt, Helmut (1983): Neurologie und Psychiatrie, Stuttgart/New York, 5.Aufl.

Bauman, Zygmunt (1994): Tod, Unsterblichkeit und andere Lebensstrategien, Frankfurt a.M.

Bayertz, Kurt; Schmidt, Kurt (1992): Die hirntote Schwangere und ihr lebender Fötus, in: Blätter für deutsche und internationale Politik, Nr. 12/92, S.1495 - 1502.

Beauvoir, Simone de (1987): Alle Menschen sind sterblich, Hamburg.

Beske, Fritz (Hg.) (1980): Organisation und Recht, Stuttgart/New York, 4.Aufl.

Borck, Cornelius (Hg.)(1996): Anatomien medizinischen Wissens, Medizin Macht Moleküle, Frankfurt a.M.

Chalmers, David J. (1996): Das Rätsel des bewußten Erlebens, in: Spektrum der Wissenschaft 2/1996, S.40 - 47.

Daniel, Claus (1981): Theorien der Subjektivität, Frankfurt a.M./ New York.
(1983): Hegel verstehen, Einführung in sein Denken, Fankfurt a.M./New York.

Dreyfus, Hubert; Rabinow, Paul (1990): Was ist Mündigkeit? Habermas und Foucault über ›Was ist Aufklärung?‹ in: Erdmann (1990) a.a.O. S.55 - 70.
(1994): Jenseits von Strukturalismus und Hermeneutik, Weinheim, (Original Chicago 1982).

Duden, Barbara (1994): Der Frauenleib als öffentlicher Ort. Vom Mißbrauch des Begriffs Leben. München.

Ebling, Hans (1992) (Hg.): Der Tod in der Moderne, Frankfurt a.M., 3.Aufl.

Erdmann, Eva; Forst, Rainer; Honneth, Axel (1990): Ethos der Moderne, Frankfurt a.M./New York.

Faller, Adolf (1980): Der Körper des Menschen, Stuttgart/New York, 9.Aufl.

Feldmann, Klaus; Fuchs-Heinritz, Werner (1995): Der Tod ist ein Problem der Lebenden, Frankfurt a.M.

Feldman, Klaus (1990): Tod und Gesellschaft: eine soziologische Betrachtung von Sterben und Tod, Frankfurt a.M./ New York/ Bern/ Paris.

Feyerabend, Erika (1996): Tötungsvorhaben. Anmerkungen zur aktuellen Euthanasiedebatte, in: Dr. med. Mabuse, Zeitschrift im Gesundheitswesen, Nr.100, 3/4 96, S.33.

Feyerabend, Erika; Gering, Petra (1994): Die Kommerzialisierung der Körper, in: links, sozialistische Zeitung, Nr.292/293, 9/10 1994, S.26 - 28.

Forst, Rainer (1990): Endlichkeit Freiheit Individualität. Die Sorge um das Selbst bei Heidegger und Foucault, in: Erdmann (1990) a.a.O. S.146 - 187.

Foucault, Michel (1983): Der Wille zum Wissen. Sexualität und Wahrheit I, Frankfurt a.M.
(1992): Leben machen und sterben lassen: Die Geburt des Rassismus in: Duisburger Institut für Sprach- und Sozialforschung (1992): Bio- Macht, DISS- Text Nr.25, S.27 - 51.
(1993): Die Ordnung des Diskurses, Frankfurt a.M.
(1993a): Die Geburt der Klinik, Eine Archäologie des ärztlichen Blicks, Frankfurt a.M.
(1990): Was ist Aufklärung?, in: Erdmann (1990) a.a.O. S.35 - 55.
(1994): Das Subjekt und die Macht, in: Dreyfus/Rabinow (1994) a.a.O. S.243 - 265.

Freud, Sigmund (1986): Kulturtheoretische Schriften, Frankfurt a.M.

Greinert, Renate (1993): Organspende - Nie wieder, in: Greinert/Wuttke (1993) a.a.O. S.76 - 91.

Greinert, Renate; Wuttke, Gisela (1993) (Hg.): Organspende, Kritische Ansichten zur Transplantationsmedizin, Göttingen, 1.Aufl.

Hoerster, Norbert (1995): Neugeborene und das Recht auf Leben, Frankfurt a.M.

Hoff, Johannes (1994): Von der Herrschaft über das Leben. Zur Kritik der medizinischen Vernunft, in: Hoff/In der Schmitten (1994) a.a.O. S.270 - 332.

Hoff, Johannes; In der Schmitten, Jürgen (Hg.)(1994): Wann ist der Mensch tot? Organverpflanzung und Hirntodkriterium. Hamburg, 1.Aufl.
(1994a): Kritik der ›Hirntod‹ Konzeption. Plädoyer für ein menschenwürdiges Todeskriterium, in: Hoff/In der Schmitten (1994), a.a.O. S.153 - 255.

Horkheimer, Max; Adorno, Theodor W.(1989): Dialektik der Aufklärung, Frankfurt a.M.

Illich, Ivan (1995): Die Nemesis der Medizin. Die Kritik der Medikalisierung des Lebens, München, 4.Aufl.

Institut für Sozialforschung (1972): Soziologische Exkurse, Frankfurt a.M.

Jonas, Hans (1987): Technik, Medizin und Ethik, Frankfurt a.M.

Kant, Immanuel (1992): Kritik der reinen Vernunft, Frankfurt a.M., 12.Aufl.

Kögler, Hans Herbert (1994): Michel Foucault, Stuttgart/Weimar.

Levi, Primo (1994): Ist das ein Mensch?, München, 3.Aufl.

Linke, Detlef; Reif, Adelbert (1996): Das Ich und sein Gehirn, in: lettre international, Nr.32, 3/96, S.26 - 34.

Maihofer, Andrea (1995): Geschlecht als Existenzweise, Frankfurt a.M.

Marcuse, Herbert (1990): Triebstruktur und Gesellschaft, Frankfurt a.M., 16.Aufl.

Mürbe, Manfred; Stadler, Angelika (1989): Berufs-, Gesetzes- und Staatsbürgerkunde, München.

Nassehi, Armin (1995): Ethos und Thanatos. Der menschliche Tod und der Tod des Menschen im Denken Michel Foucaults, in: Feldmann/Fuchs-Heinritz (1995), S.210 - 232.

Nussbaum, Martha C. (1993): Menschliches Tun und soziale Gerechtigkeit. Zur Verteidigung eines aristotelischen Essentialismus, in: Brumlik, Micha; Brunkhorst, Hauke (1993): Gemeinschaft und Gerechtigkeit, Frankfurt.

Pschyrembel, Willibald (1982): Klinisches Wörterbuch, Berlin/New York, 254.Aufl.

Reijen, Wilhelm van; Schmid Noerr, Gunzelin (Hg.) (1987): Vierzig Jahre Flaschenpost: ›Dialektik der Aufklärung‹ 1947 bis 1987, Frankfurt a.M.

Rimpau, Wilhelm (1996): Wann ist der Mensch tot? Das Kriterium des Hirntods in der Transplantationsgesetzgebung, in: Dr. med. Mabuse, Zeitschrift im Gesundheitswesen, Nr.100, 2/3 1996 S.73 - 76.

Ritter, Joachim; Gründer, Karlfried (Hg.) (1980): Historisches Wörterbuch der Philosophie, Darmstadt.

Ritsert, Jürgen (1988): Analytische und dialektische Modelle. Über Syntax und Semantik politökonomischer Kernvorstellungen. Studientexte zur Sozialwissenschaft, Bd.5, Frankfurt a.M.

(1991): Subjekt und Person. Zur Philosophie der Anerkennung und zur Soziologie des Individuums. Studientexte zu Sozialwissenschaft, Sonderband 6, Frankfurt a.M.

(1994): Soziale Diskrepanzen, Konzepte und Kategorien einer Theorie sozialer Ungleichheit, Studientexte zur Sozialwissenschaft, Bd. 8/I, Frankfurt.

Roth, Gerhard; Dicke, Ursula (1994): Das Hirntodproblem aus der Sicht der Hirnforschung, in: Hoff/In der Schmitten a.a.O. S.51 - 68.

Schmid Noerr, Gunzelin (1990): Das Eingedenken der Natur im Subjekt, Darmstadt.

Schmidt, Friedrich W. (1987): Die Vergeblichkeit des Opfers und die Irrealität des Todes, in: Reijen/Schmid Noerr (1987) a.a.O. S.129 - 154.

Schneider, Ingrid (1995): Föten, der neue medizinische Rohstoff. Frankfurt a.M./New York.

Schneider, Kurt (1994): Ethik im Sterben. Über Probleme (mit) der Transplantationsmedizin, in: Dr. med. Mabuse, Zeitschrift im Gesundheitswesen, Nr.91, 8/9 1994, S.34 - 36.

Schriftliche Stellungnahmen: Zur Bewertung des Hirntodes sowie der engen und erweiterten Zustimmungslösung in einem Transplantationsgesetz vor dem Ausschuß für Gesundheit des Deutschen Bundestages am 28.6.1995 in Bonn, in:
Ausschußdrucksachen: 13/117, 13/136, 13/137, 13/140, 13/149, 13/161, 13/162, 13/165, 13/171, 13/173.

Searle, John R. (1996): Das Rätsel des Bewußtseins, in: lettre international, Nr.32, 3/96, S.34 - 44.

Singer, Peter (1994): Praktische Ethik, Stuttgart, 2.Aufl.

Stegmüller, Klaus (1996): Wettbewerb im Gesundheitswesen, Konzeptionen zur »dritten Reformstufe« der Gesetzlichen Krankenversicherung, Frankfurt a.M.

Steigleder, Klaus (1994): Die Unterscheidung zwischen dem ›Tod der Person‹ und dem ›Tod des Organismus‹ und ihre Relevanz für die Frage nach dem Tod des Menschen, in: Hoff/In der Schmitten 1994, S.95 - 119.

Störig, Hans Joachim (1984): Kleine Weltgeschichte der Philosophie Bd.2, Frankfurt a.M.

Striebel, Hans-Walter; Link, Jürgen (1991): Ich pflege Tote. Die andere Seite der Transplantationsmedizin,

Tugendhat, Ernst (1994): Vorlesungen über Ethik, Frankfurt a.M., 2.Aufl.

Wellendorf, Elisabeth (1993): Mit dem Herzen eines anderen leben? Die seelischen Folgen der Organtransplantation, Zürich.

Wissenschaftlicher Beirat der Bundesärztekammer (1991): Kriterien des Hirntodes, Entscheidungshilfen zur Feststellung des Hirntodes, Deutsches Ärzteblatt 88, Heft 49, 12/91, S.B.2855 - 2860.

Wuttke, Gisela (1993): Der kleine Prinz von Erlangen - Eine kritische Reflexion über Gewalt in der Medizin, in: Hubner, Andrea (Hg.) (1993): Die Grenzen der Medizin, München, S.59 - 75.

Ziegler, Jean (1977): Die Lebenden und der Tod, Darmstadt/Neuwied.